健康素质教育系列丛书

供普通高等学校学生和城乡居民使用

创伤急救培训教程

主编　吴海峰　陈立书

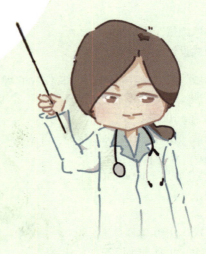

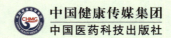

中国健康传媒集团

中国医药科技出版社

内容提要

　　本教程为"健康素质教育系列丛书"之一，为增强在校大学生和城乡居民急救观念和能力，结合本课程的教学目标、内容与任务要求编写而成。内容主要包括心肺复苏术、现场急救止血、伤员包扎、伤员固定、伤员搬运，中暑、淹溺、触电、急性中毒、虫咬伤、癫痫、心绞痛、胃痉挛、脑卒中、抽筋、昏迷、牙痛、胃穿孔、上消化道出血、指甲受挫、木刺扎伤、异物入眼、错服药物、突发性耳聋、手指切断和爆炸伤等日常急救场景的急救流程和操作方式。本教程紧密结合临床急救知识、能力和场景要求，配以图文，所配图片均为原创手工绘制，突出了原创性、科普性和实用性。

　　本教程主要供在校大学生和城乡居民使用，可作为创伤急救教程，也可作为城乡居民了解学习创伤急救知识的科普读物。

图书在版编目（CIP）数据

创伤急救培训教程 / 吴海峰，陈立书主编 . — 北京：中国医药科技出版社，2019.6
健康素质教育系列丛书
ISBN 978-7-5214-1057-0

Ⅰ．①创… Ⅱ．①吴… ②陈… Ⅲ．①创伤—急救—技术培训—教材 ②药品检定—研究—中国 Ⅳ．① R641.059.7

中国版本图书馆 CIP 数据核字（2019）第 056315 号

美术编辑　陈君杞
版式设计　锋尚设计

出版　**中国健康传媒集团｜中国医药科技出版社**
地址　北京市海淀区文慧园北路甲 22 号
邮编　100082
电话　发行：010-62227427　邮购：010-62236938
网址　www.cmstp.com
规格　710×1000mm　¹⁄₁₆
印张　9¹⁄₄
字数　163 千字
版次　2019 年 6 月第 1 版
印次　2021 年 8 月第 3 次印刷
印刷　三河市万龙印装有限公司
经销　全国各地新华书店
书号　ISBN 978-7-5214-1057-0
定价　42.00 元

获取新书信息、投稿、为图书纠错，请扫码联系我们。

编委会

　　习近平总书记出席全国卫生与健康大会强调："没有全民健康，就没有全面小康。"《"健康中国2030"规划纲要》明确提出：加大学校健康教育力度。将健康教育纳入国民教育体系，把健康教育作为所有教育阶段素质教育的重要内容。教育部《普通高等学校健康教育指导纲要》指出：大学生要树立安全避险意识，掌握常见突发事件和伤害的应急处置方法，提高自救与互救能力。面向大学生和城乡居民普及创伤急救知识，对于提高整个医疗行业的科普宣传主动性、改善公众对科普知识的获得感，将起到深远的作用。

　　本教程为"健康素质教育系列丛书"之一，紧紧围绕"健康中国"伟大战略目标，脚踏实地地做好创伤急救知识的科学普及工作，针对在校大学生和城乡居民常见创伤情况，生动有趣地对心肺复苏术、现场急救止血、伤员包扎、伤员固定、伤员搬运、中暑、淹溺、触电、急性中毒、机械性窒息、烧烫伤、扭伤、鱼刺卡喉、鼻出血、呼吸困难、虫咬伤、狂犬病预防（宠物咬伤）、癫痫、心绞痛、胃痉挛、脑卒中、抽筋、昏迷、牙痛、胃穿孔、上消化道出血、指甲受挫、木刺扎伤、异物入眼、错服药物、突发性耳聋、手指切断和爆炸伤等急救流程和操作方式进行了阐述和漫画图示。

　　本教程将深奥难懂的医学知识以图文并茂的形式展现出来，各章节由急救场景漫画、理论阐述、急救流程图和急救方式漫画四个板块构成，兼具理论性、科学性、趣味性和实用性，有助于创伤急救意识的确立和急救方法的掌握，对于提升急救的成功率具有重大意义，适用于各专业在校大学生和城乡居民学习使用。

　　本教程由重庆医药高等专科学校牵头，重庆师范大学、重庆市第四人民医院（重庆市急救医疗中心）参与编撰而成。冯连贵、何坪、史若飞三位专家对本书提供了指导和帮助。全书由陈立书、侯倩伶进行最后统稿，吴海峰和陈立书对全书做了最后审定；侯倩伶负责完成全书的知识架构和流程图绘制；吴笛负责完成全书漫画绘制；刘虹负责绘图美工指导；黄萌和刘虹具体参与修改完善了多个章节的内容；张小霞、陈艳丽、晏琳春、龚敏和邹紫霨做了资料的整理、录入、校对等工作。

　　本教程在编写过程中，参考了近年来创伤急救领域的最新研究成果，借鉴了不同版本科普方式的进展情况，在此，向创伤急救科普工作者表示真诚的感谢！同时，由于编者的视野、学识和文字能力的局限，加之医学知识不断发展变化，本教程不当之处在所难免，我们期待有关专家和广大读者提出批评意见，以便再版时修订。

编　者

2019年1月25日

目录

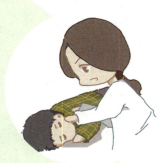

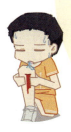

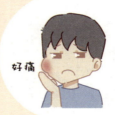

好痛

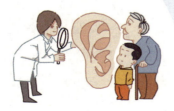

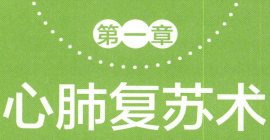

心肺复苏术

第一章

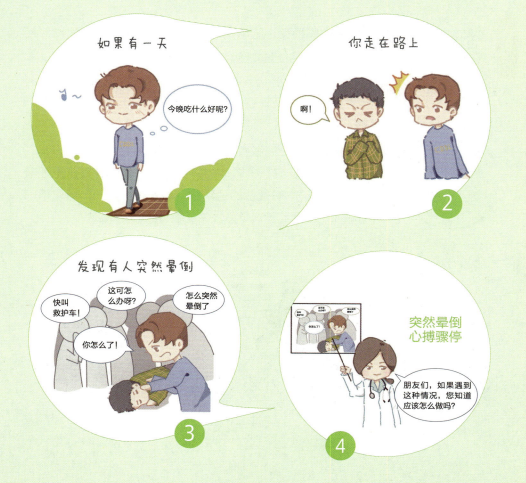

心肺复苏术英文简称为CPR，是指当患者表现出呼吸终止及心搏骤停时，通过采用人工呼吸及心外按压来进行急救的一种技术。患者一旦发生心搏骤停，如果不能及时采取CPR抢救复苏，4～6分钟后会造成其大脑和其他人体重要器官组织的严重且不可逆的损伤，因此心搏骤停后的心肺复苏必须在现场立即进行。我们在日常生活中，总有可能会遇到身边有人出现心搏骤停的紧急情况，因此学习及掌握心肺复苏术，可以在等待救护车来的这段时间内对突发心搏骤停的患者及时适当地开展急救行动，提升患者存活率，为挽救患者生命争分夺秒。

适用于 心肺复苏术适用于由急性心肌梗死、脑卒中、严重创伤、电击伤、溺水、挤压伤、踩踏伤、中毒等多种原因引起的呼吸、心搏骤停的伤病员。

判断患者有无意识 施救人员通过拍拍患者肩膀、大声呼叫或者轻经摇晃等方式，观察患者有无反应；凑近他的鼻子、嘴边，感受其有无呼吸（10秒内完成）。触摸他的颈动脉，感受有无跳动。切忌不可同时触摸两侧颈动脉，以免发生危险（10秒内完成）。

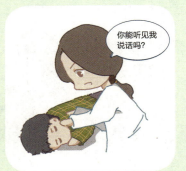
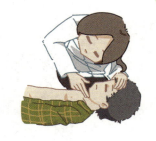

胸外心脏按压

施救人员使患者仰卧位平卧于硬板上或平地，并跪于患者右侧。操作时，将一只手平行重叠于另一手手背，十指交叉。将掌根部置于两乳连线中点，紧贴胸壁，双手肘关节伸直。依靠上半身的力量垂直向下压。胸骨的下陷距高约为3.5~5厘米，而后迅速放松。按压与放松时间大致相同。按压频率控制在每分钟100次。心脏按压同时配合人工呼吸。每做30次心脏按压，就做2次人工呼吸（按压：呼吸=30：2）。

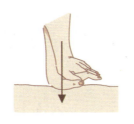
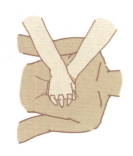

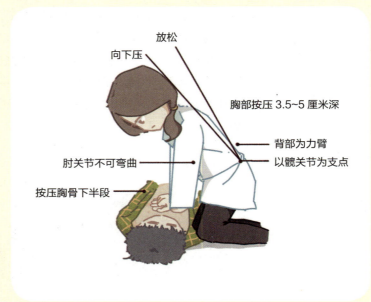

放松

向下压

胸部按压 3.5~5 厘米深

背部为力臂

以髋关节为支点

肘关节不可弯曲

按压胸骨下半段

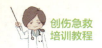

抬起患者下颌，开放气道

打开患者口腔，清理其口腔内的异物和呕吐物。昏迷的人常常会因舌后坠造成气道堵塞而产生窒息的危险，这时施救人员跪于患者身侧，一只手按住其额头向下压，另一只手上抬患者下颌，当下颌与耳垂的连线垂直于地平线时，气道就已经被打开。

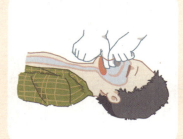 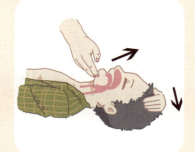

口对口人工呼吸

随后可以找一块干净的纱布或手巾，覆盖于患者的口部，防止细菌感染。施救人员边一手捏住患者鼻子，边大口吸气，屏住，迅速俯身，用嘴将患者的口全罩住，缓慢将气体吹入，每次吹气持续2秒以上。吹入同时，施救人员通过眼睛观察患者的胸廓是否因气体的灌入而起伏。气吹完后，松开捏着鼻子的手，让气体呼出。这样就是完成了一次呼吸过程。每分钟平均完成10～12次人工呼吸。

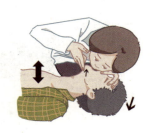 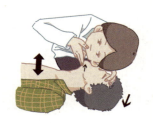

确认生命
指征是否
恢复

在施救的过程中也要时刻观察患者的生命体征。如发现患者出现知觉反射、呻吟或者自主呼吸，则可以停止心肺复苏；也可触摸患者的手足，若温度有所回升，则进一步触摸颈动脉，发现有搏动即可停止心肺复苏。尽快把患者送往医院进行进一步的治疗。

第二章
现场急救止血

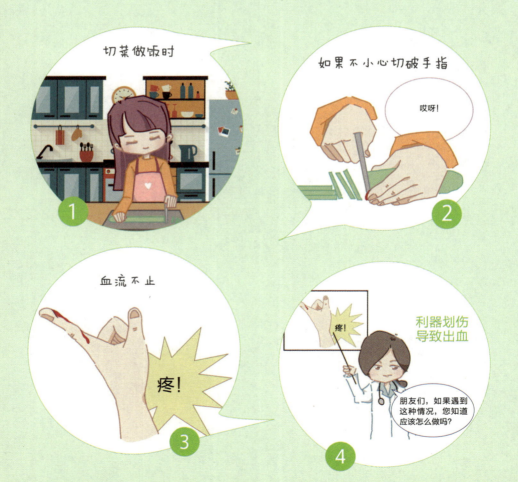

正常成年人全身血量占体重的7%~8%，如果失血量超过全身血量的20%（约为800毫升），患者会出现失血性休克的症状，如血压下降、脉搏细速、四肢冰冷、意识模糊等；失血量超过全身血量的30%（约为1200毫升），患者会出现严重失血性休克，此时如果不能及时采取应急措施，短期内可以危及伤员的生命或者造成严重的并发症。因此学习止血应急措施有利于挽救伤员生命、防止病情恶化、减少伤员痛苦及预防随后的并发症。

适用于 由于利器划伤、车祸等各种外伤造成伤口所引起的大量出血。

判断出血种类和部位

出血种类
- **动脉出血** 血色鲜红，喷涌状，出血快且量大。
- **静脉出血** 血色暗红，速度较慢且逐渐增多。
- **毛细血管出血** 血色鲜红，慢慢渗出，创面小可自行凝固止血。

出血部位
- 头颈部创伤出血。
- 胸腹创伤出血。
- 四肢创伤出血。

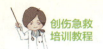
常用止血
方法简介

局部加压包扎法

最为常用的止血方法，适用于各种伤口小静脉和毛细血管出血。使用无菌纱布覆盖及压迫伤口后用三角巾或绷带用力包扎。在急救过程中可以使用消毒卫生纸、毛巾或者餐巾等常用物体代替无菌纱布。

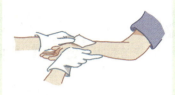

敷料盖住伤口

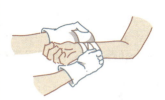

绷带包扎

指压止血法

较为专业，是动脉出血时最为迅速的止血方式。适用于头部或四肢等部位伤口导致的较大动脉出血，以及大范围的静脉和毛细血管出血。用手指压迫伤口近心端动脉，将动脉压向深部的骨头，起阻断血液流通的目的。但指压法属于应急措施，效果有限，可为其他止血方法争取充分准备时间。

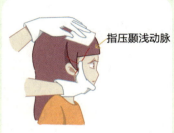

指压颞浅动脉

头顶部出血

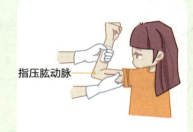

指压肱动脉

前臂和手出血

指压指动脉

手指出血

屈肢加垫止血法

适用于手肘或者膝盖以下的出血且无骨关节损伤时。在手肘窝或者腘窝部放置一卷无菌纱布，随后强屈关节，用绷带或者三角巾扎紧。在急救过程中可以使用消毒卫生纸、毛巾或者餐巾等常用物体代替无菌纱布。

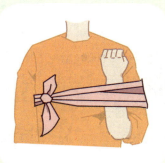

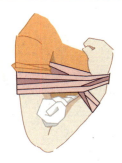

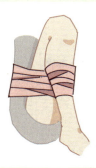

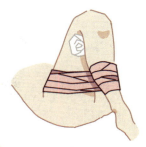

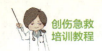

止血带止血法

仅适用于四肢大血管损伤，出血凶猛，无法用其他方法止血时。常用的止血带为橡胶止血带，急救过程中可以使用橡皮筋、皮带或撕成条状的衣物等常用物体代替。

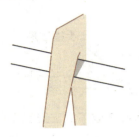

四指宽条带置于伤处。

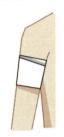

环绕肢体一周并拉紧，然后将两底角条带沿内侧打结。

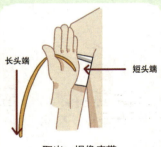

长头端　短头端

取出一根像皮带。

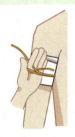

将长头端拉紧并缠绕肢体两圈（均压在短头端之上），然后用食指和中指夹住长头端。

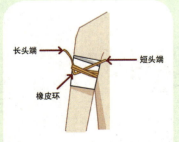

长头端　短头端　橡皮环

两指将长头端拉出，形成橡皮环。

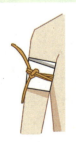

将短头端穿过橡皮环拉紧即可。

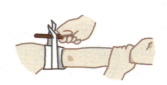 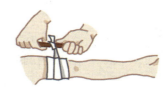

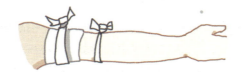

填塞止血法

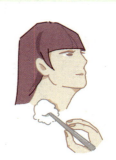

适用于颈部或者臀部较大且深伤口造成静脉损伤的止血。将无菌纱布塞入伤口内后包扎固定。在急救过程中可以使用消毒卫生纸、毛巾或者餐巾等常用物体替代无菌纱布。

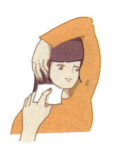 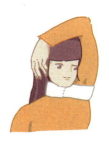

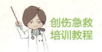

**常见
急救场景**

出血较少且伤势并不严重

出血较少且伤势并不严重：这种出血常能自动停止。通常用酒精消毒伤口周围皮肤后，在伤口盖上消毒纱布或创可贴，扎紧即可止血。不主张在伤口上涂抹红药水或止血粉之类的药物。

伤口大且出血不止

伤口处用干净纱布包扎，抬高伤口部位，高过心脏水平。使用止血带效果会更好，但要注意，每隔20~30分钟必须将止血带放松几分钟，否则容易引起伤口远端的肢体缺血坏死。

大血管喷涌性出血

立即用指压法止血。即在出血动脉的近心端，用手指予以压迫止血。随后根据其出血种类和部位选择其他适用止血方式。

第三章

伤员包扎

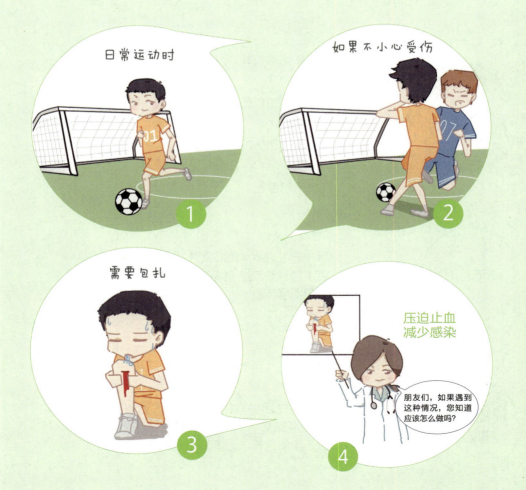

包扎是外伤现场应急处理的重要措施之一。及时正确的包扎，可以达到压迫止血、减少感染、保护伤口、减少疼痛，以及固定敷料和夹板等目的。日常生活中，可以选用毛巾、头巾、干净的衣服、床单和领带等作为包扎材料。

适用于 外伤后压迫止血、减少感染、保护伤口、减少疼痛，以及固定敷料和夹板。

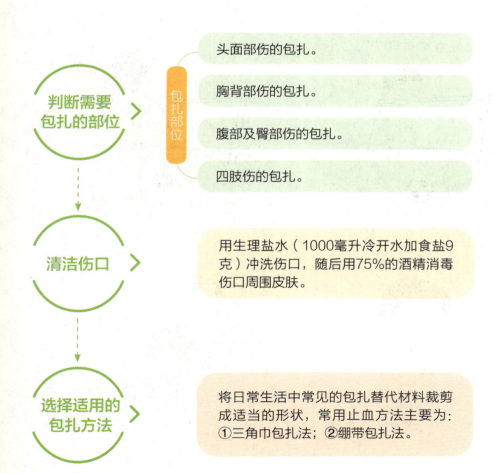

判断需要包扎的部位

包扎部位
- 头面部伤的包扎。
- 胸背部伤的包扎。
- 腹部及臀部伤的包扎。
- 四肢伤的包扎。

清洁伤口

用生理盐水（1000毫升冷开水加食盐9克）冲洗伤口，随后用75%的酒精消毒伤口周围皮肤。

选择适用的包扎方法

将日常生活中常见的包扎替代材料裁剪成适当的形状，常用止血方法主要为：①三角巾包扎法；②绷带包扎法。

止血方法 >

头面部伤常用包扎方法

顶部包扎法、风帽式包扎法、面具式包扎法、额部包扎法、下颌部包扎法及眼部包扎法。

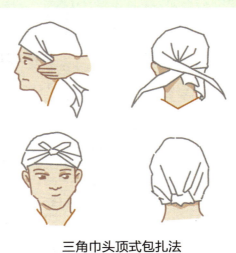

三角巾头顶式包扎法

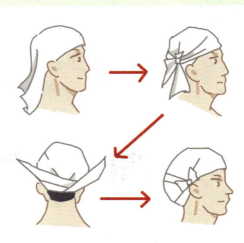

毛巾头顶式包扎法

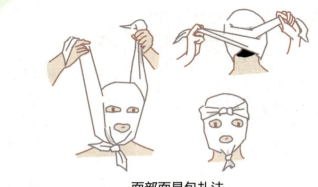

面部面具包扎法

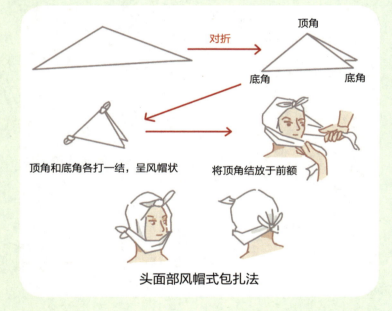

对折

顶角

底角   底角

顶角和底角各打一结，呈风帽状   将顶角结放于前额

头面部风帽式包扎法

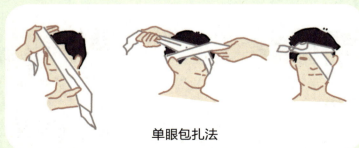

单眼包扎法

胸部伤常用包扎方法

展开式三角巾包扎法、燕尾巾式包扎法。

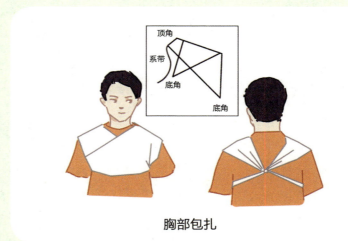

胸部包扎

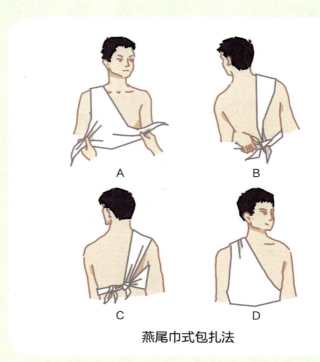

燕尾巾式包扎法

腹部及臀部常用包扎方法

腹部包扎法、双侧臀部包扎法。

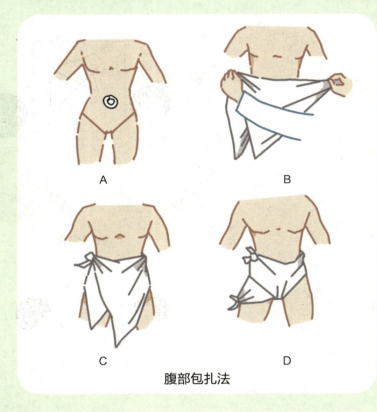

A

B

C

D

腹部包扎法

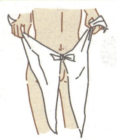

两三角巾顶角连接

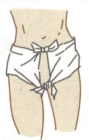

上面两底角围腰
在前面结扎

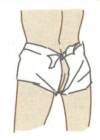

后两底角分别绕腿与
其底边在股腹沟打结

臀部三角巾包扎法

四肢伤常用包扎方法

上肢悬吊包扎法、上肢三角巾包扎法、燕尾巾单双肩包扎法、前臂包扎法、手足包扎法及足与小腿包扎法。

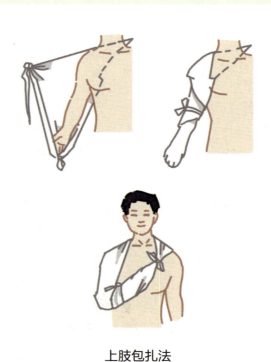

上肢包扎法

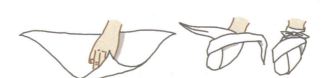

手足包扎法

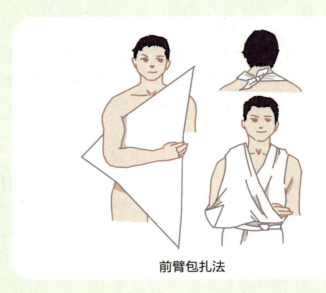

前臂包扎法

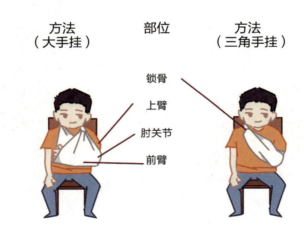

方法
（大手挂）　　部位　　方法
（三角手挂）

锁骨
上臂
肘关节
前臂

包扎"四不"原则

不上药；不触摸；不取利器；不送（内脏外露、骨折突出部不得擅自放回伤患体内）。

第四章

伤员固定

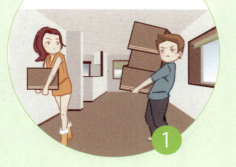

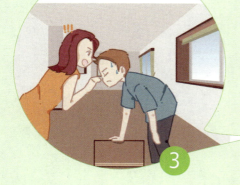

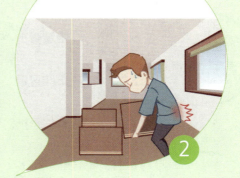

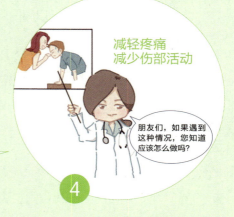

创伤后固定可以帮助患者减少伤部活动，减轻疼痛，防止再次损伤的发生，同时也便于伤员搬动。固定的理想器材为夹板，紧急时可就地取材，选用树枝、木板、竹板及衣架等替代，甚至可以用伤员的健侧肢体或者躯干进行临时固定。同时固定需要准备纱布、三角巾及绷带，紧急时可以选用毛巾、被单及衣服等替代。

适用于 损伤存在疑似骨折的患者，固定后便于防止再次损伤的发生及患者进一步的搬运。

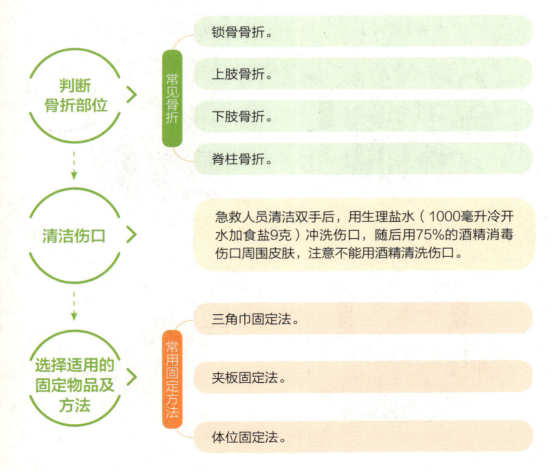

判断骨折部位

常见骨折
- 锁骨骨折。
- 上肢骨折。
- 下肢骨折。
- 脊柱骨折。

清洁伤口

急救人员清洁双手后，用生理盐水（1000毫升冷开水加食盐9克）冲洗伤口，随后用75%的酒精消毒伤口周围皮肤，注意不能用酒精清洗伤口。

选择适用的固定物品及方法

常用固定方法
- 三角巾固定法。
- 夹板固定法。
- 体位固定法。

常用
固定方法

锁骨骨折固定

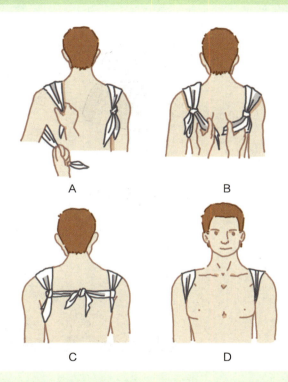

A

B

C

D

上下肢骨折夹板固定

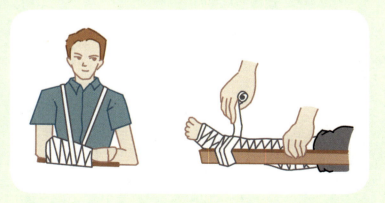

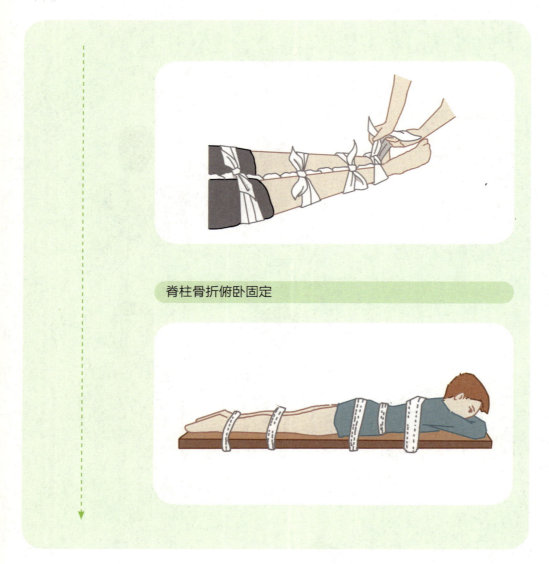

脊柱骨折俯卧固定

第五章
伤员搬运

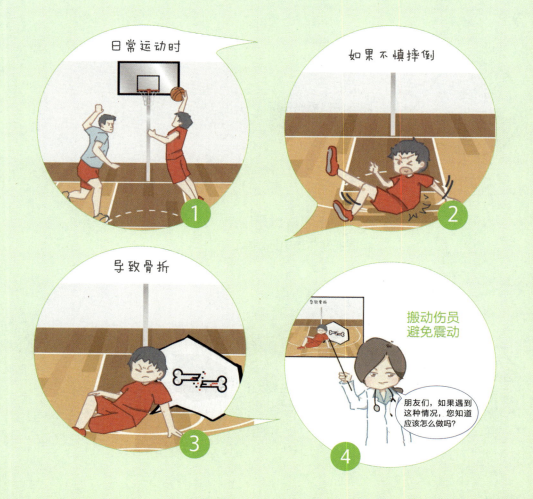

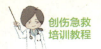

　　及时、安全、迅速地将伤员搬运至安全地带，防止再次发生损伤，紧急救援中多采取徒手搬运或者简单自制搬运工具搬运。搬运伤员时要依照实际情况，选择适宜的搬运方式及工具，注意搬运体位，动作轻且迅速，避免震动，尽量减轻伤员痛苦。

适用于 搬运不能自行移动的伤员至安全地带。

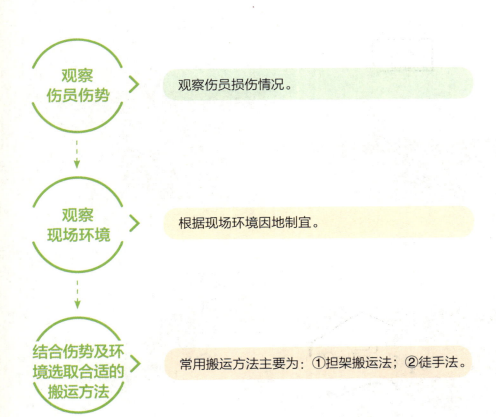

**观察
伤员伤势** ＞ 观察伤员损伤情况。

**观察
现场环境** ＞ 根据现场环境因地制宜。

**结合伤势及环
境选取合适的
搬运方法** ＞ 常用搬运方法主要为：①担架搬运法；②徒手法。

　　担架搬运法常选用日常生活中常见的被服、衣物、木棒、铁棒、木板、塑料板及凳子等自制简易担架，用于搬运伤员。

　　若现场没有适合制作简易担架的物体，且伤员病情较轻，转运流程较近，可以选用徒手搬运法，分为单人搬运、双人搬运及多人搬运。

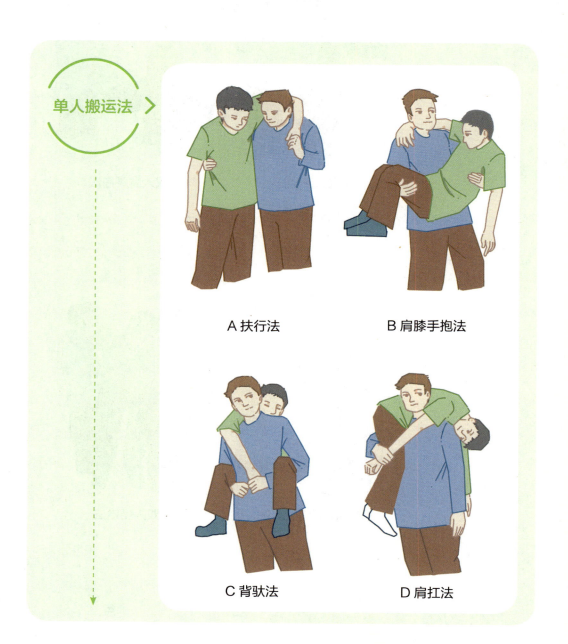

单人搬运法

A 扶行法　　　　　B 肩膝手抱法

C 背驮法　　　　　D 肩扛法

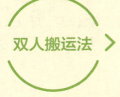

双人搬运法 〉

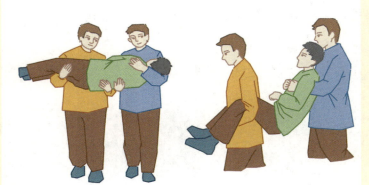

A 双人平抱法　　　　　B 双人肩膝抱法

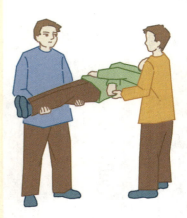 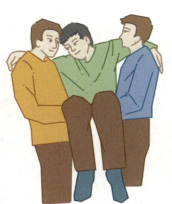

C 双人对面卧抬法　　　　D 双人坐抬法

多人搬运法 >

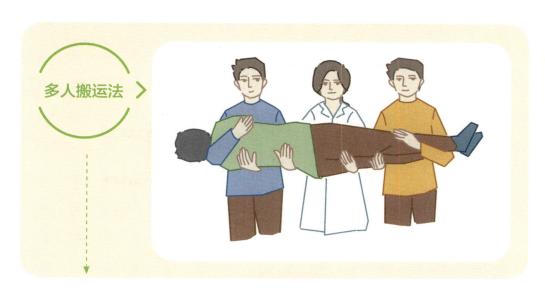

自制简易
担架搬运法 >

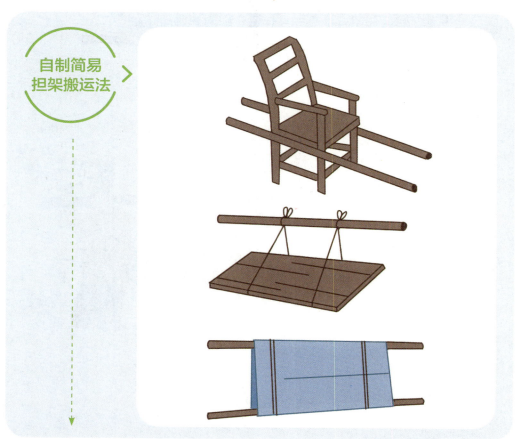

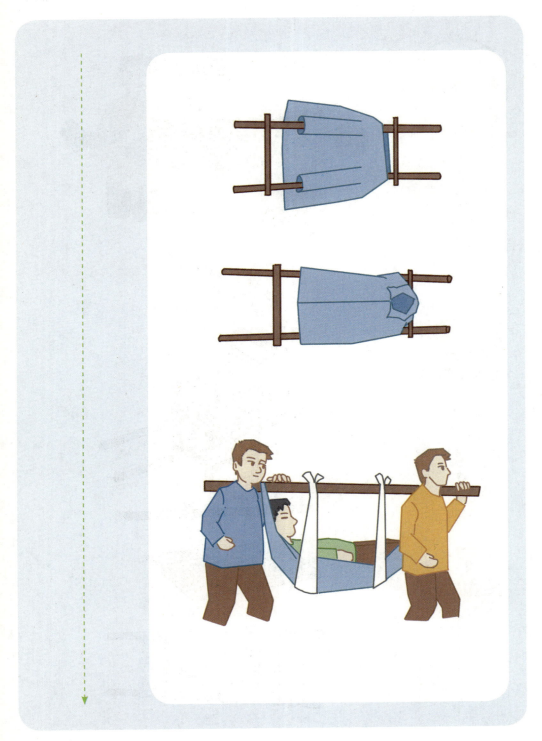

第六章

中 暑

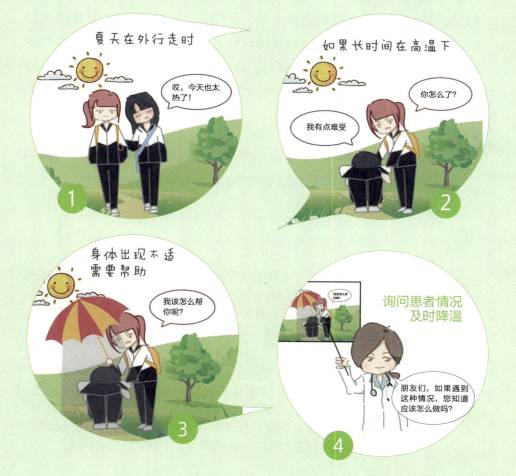

中暑是由于高温或者烈日暴晒等引起体温调节功能紊乱所导致的体热平衡失调、水电解质代谢紊乱或脑组织细胞受损而致的一组临床综合征，俗称为发痧。其以高热、皮肤干燥及中枢神经系统症状为特征。核心体温达41℃是预后严重不良的指征，体温超过40℃的严重中暑病死率为41.7%；若超过42℃，病死率为81.3%。中暑的发病原因可以概括为引起机体产热增加、散热不足和热适应能力下降三种。

易发情况
①机体产热增加，例如孕妇、肥胖者或高温环境下进行强体力劳动者等，由于活动强度大、时间长，机体产热增加，从而造成热蓄积，如果此时没有足够的防暑降温措施，就容易造成中暑；②机体散热减少，例如环境湿度较高、穿透气不良的衣物或汗腺功能障碍如先天性汗腺缺乏症、广泛皮肤烧伤后瘢痕形成等；③机体热适应能力下降，例如糖尿病患者、心血管疾病患者、老年人、久病卧床者、产妇或者常年在恒温条件下工作的人等。

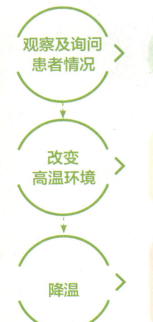

观察及询问患者情况 ▷ 观察现场环境及询问患者有无引起中暑的原因存在。

改变高温环境 ▷ 迅速帮助患者脱离高温环境，疏散围观人群，安置到通风良好的阴凉处或者20～25℃房间内，帮助其松开颈部衣物束缚，解开或者脱去外衣，患者取平卧位。

降温 ▷ 中暑症状较轻的患者可以反复用冷水擦拭全身，直至体温低于38℃，引用含盐的冰水或者饮料。体温持续在38.5℃以上者可以口服水杨酸类解热药物，如阿司匹林、吲哚美辛等。轻度中暑患者现场急救后方可恢复正常，但对疑为重度中暑的患者，应该立即转送医院。

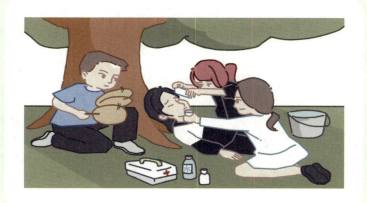

注意事项

人中暑之后较为虚弱，在恢复过程中，饮食应清淡、比较容易消化。补充必要的水分、盐、热量、维生素、蛋白质等所需养分。

中暑后不要一次大量饮水。中暑患者应采用少量多次的饮水方法；严格的补水方法需经过医生的测算，不可多补，也不可少补。

中暑重在预防，长时间在太阳下工作或走路时，要戴上草帽或太阳帽，注意休息，也可以合理安排作息时间，如早出工、中午多休息、晚收工等，出汗多时要多喝些淡盐水。在室内工作时如果气温过高，也会发生中暑，要让空气流通，并根据劳动和工作环境而采取相应的防晒措施。

第七章

淹 溺

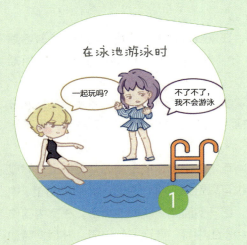

在泳池游泳时

一起玩吗？

不了不了，我不会游泳

1

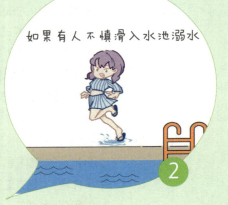

如果有人不慎滑入水池溺水

2

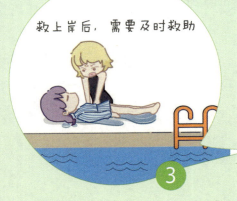

救上岸后，需要及时救助

3

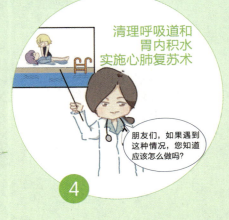

清理呼吸道和胃内积水实施心肺复苏术

朋友们，如果遇到这种情况，您知道应该怎么做吗？

4

淹溺又称溺水，是人淹没于水或其他液体中并受到伤害的状况。水和水中污泥、杂草等充满呼吸道和肺泡或因反射性喉、气管、支气管痉挛引起通气障碍而窒息，导致机体缺氧和二氧化碳潴留。淹溺可分为干性淹溺和湿性淹溺，干性淹溺是指入水后因受强烈刺激，引起喉痉挛导致窒息；湿性淹溺是指人入水后，喉部肌肉松弛，吸入大量水分充塞呼吸道和肺泡发生窒息。

易发情况　不会游泳意外落水；游泳过程中，时间过长力气耗尽或受到冷水刺激发生肢体抽搐及肢体被植物缠绕；投水自杀等意外情况。

观察及询问患者情况　〉　观察现场环境和淹溺者表现，询问淹溺者周边人员，了解淹溺发生时间、地点和水源性质。

迅速将淹溺者救出水面　〉　救人者应镇静，尽可能脱去衣物，尤其是脱去鞋靴，迅速游到淹溺者附近。救人者在淹溺者后面，用一只手托着他的头或颈，将面部托出水面，或抓住腋窝仰泳，将其救上岸。

保持溺水者呼吸道通畅　〉　清除淹溺者口鼻中的污泥、杂草，如有假牙者取出假牙，将其舌拉出，对牙关紧闭者，可先捏住两侧脸颊然后用力将其口打开，松开淹溺者领口、内衣和腰带，确保其呼吸道通畅。

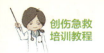
心肺复苏术 ＞ 淹溺者如出现呼吸、心跳停止者，应迅速进行心肺复苏术。

倒出溺水者呼吸道和胃内积水 ＞ 选用下列方法迅速倒出积水：①膝顶法；②肩顶法；③抱腹法。倒水时注意让淹溺者头胸保持下垂位置，便于积水流出，倒水时间不易过长，以免影响心肺复苏进行。

协助淹溺者转送医院 ＞ 途中不断救护。

常用倒出积水方法 ＞

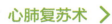

膝顶法

急救者一腿跪地，另一只腿屈膝，将淹溺者腹部横于急救者屈膝的大腿上，使其头部下垂，用手按压其后背，使呼吸道及消化道内的水倒出。

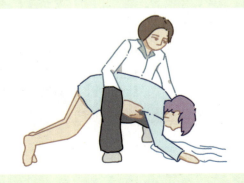

肩顶法

急救者抱住淹溺者的双腿，将其腹部放置于自己肩头，使淹溺者头胸部下垂，急救者快步奔跑，使积水倒出。

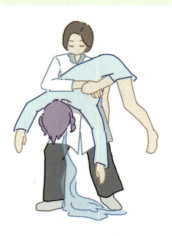

抱腹法

急救者从淹溺者背后双手抱住其腰腹部，使淹溺者背部在上，头胸部下垂，摇晃淹溺者，以利倒水。

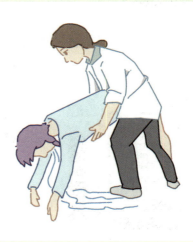

第八章

触 电

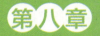

在家时

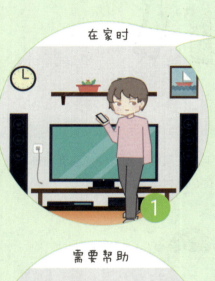

如果不慎触电

需要帮助

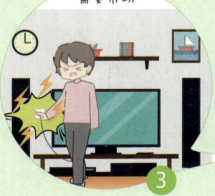

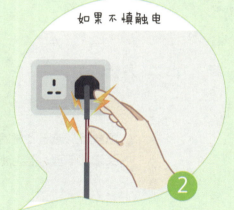

迅速脱离电源
转送医院

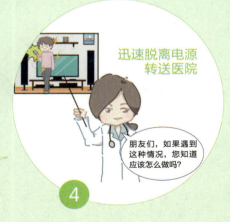

朋友们，如果遇到
这种情况，您知道
应该怎么做吗？

触电是指一定量的电流或者电能量通过人体，引起组织不同程度损伤或者器官功能障碍甚至死亡。

易发情况

人体直接接触电源，常发生于违规用电者；自然灾害导致电线断裂也可使人体意外触电，如农村常见雨天雷击。

观察及询问触电者情况

观察现场环境及询问触电者周边人员，了解触电时间、地点和电源情况等。

帮助触电者迅速脱离电源

根据触电现场情况，选取最安全有效的方法，如：①关闭电源或者拔掉插座；②挑开电线，在周边找到干燥的竹竿或者木棒等绝缘物品，将触及触电者的电线挑开，妥善处置挑开的电线，以免再触及他人；③切断电线：如果急救者不能接触触电者或者不便挑开电线，可以用绝缘钳子、干燥带木柄的斧头或锄头斩断电线，中断电流后妥善处置电线；④拉开触电者：如果触电者俯卧在电线或漏电的电器上，可以用绝缘的木棒或绳索将触电者拉离电源。

就地观察或者转送医院

对于轻型触电者建议原地观察及休息1～2小时，减轻心脏负担，促进恢复；对于重型触电者，心搏骤停或者呼吸停止者立即采用心肺复苏术，减轻触电者并发症和后遗症，并迅速转送医院，途中不中断抢救。

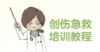
常见脱离
电源措施

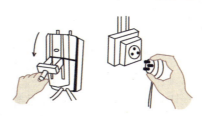

A 拉闸断电

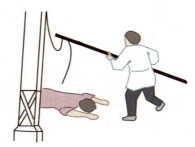

B 挑线断电

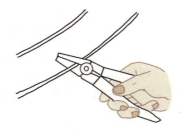

C 断线断电

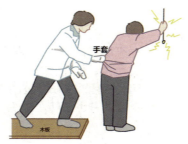

D 拉离断电

第九章
急性中毒

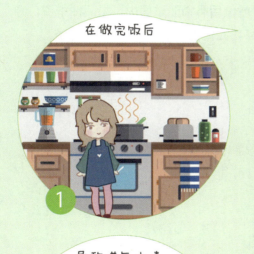

在做完饭后

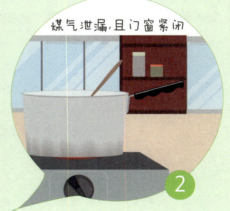

煤气泄漏,且门窗紧闭

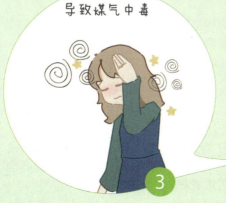

导致煤气中毒

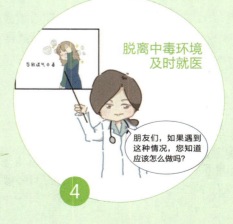

脱离中毒环境
及时就医

朋友们,如果遇到
这种情况,您知道
应该怎么做吗?

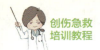
　　某些物质接触人体或者进入人体后，在一定条件下，与体液、组织相互作用，损害组织，破坏神经及体液的调节功能，使正常生理功能发生严重障碍，引起一系列症状体征，称为中毒。能引起中毒的外来物称为毒物。根据来源和用途将毒物分为工业性毒物、药物、农药和有毒动植物等。毒物主要经过消化道、呼吸道和皮肤黏膜三条途径进入人体。急性中毒的特点是发病急骤、来势汹汹、进展迅速且病情多变。因此，当发现日常生活中有人出现疑似急性中毒症状时，必须争分夺秒地进行现场急救措施。

分类　职业性中毒，例如生产、运输、保管或使用毒物的过程中；生活性中毒，例如农药中毒、有毒动植物中毒、药物中毒或食物中毒、一氧化碳中毒等。

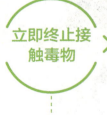

立即终止接触毒物 ＞ 迅速帮助中毒者脱离中毒环境。

维持中毒者基本生命 ＞ 对于出现心跳或呼吸骤停的中毒者，应该立即给予心肺复苏术，维持其基本生命。

根据不同的中毒类型为中毒者清理尚未吸收的毒物 ＞ 根据实际情况，对于吸入性中毒、接触性中毒及食入性中毒的中毒者采取相对应的急救措施，帮助中毒者清理尚未吸收的毒物，防止情况进一步恶化。

**毒物进入
体内途径**

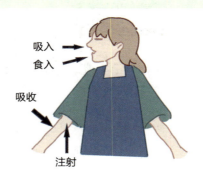

吸入
食入
吸收
注射

吸入性中毒的急救

日常生活中常见的吸入性中毒为煤气中毒，即一氧化碳中毒，轻度中毒时，患者感头晕、乏力、恶心、呕吐；中毒严重时，脸和口唇呈樱桃红色，会出现神志模糊、意识障碍、呼吸困难甚至死亡。一旦出现煤气中毒，应立即打开门窗，关闭煤气阀门，把中毒者移到空气流通处，脱下中毒者外套，解开中毒者衣扣使呼吸流畅，使其呼吸新鲜空气，及时清除呼吸道分泌物，防止中毒者出现舌后坠的情况，保持呼吸道通畅；注意保暖，防止因为受凉导致的肺部感染。呼吸停止者应立即进行人工呼吸，没有缓解的迅速送医院抢救。

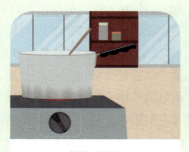

煤气泄漏

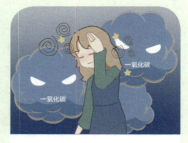

煤气中毒

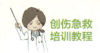
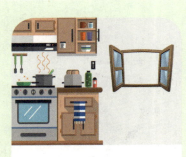

开窗吸氧

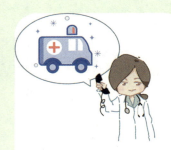

及时救治

接触性中毒的急救

日常生活中常见的接触性中毒为职业性中毒，急救者应立刻去除中毒者被污染的衣物，用干净的毛巾除去肉眼可见的毒物后用大量清水或肥皂水冲洗中毒者体表，包括头发、指甲、皮肤皱褶处，不能使用热水或者只用少量水擦洗。如果眼部接触毒物，则采用大量清水冲洗。

食入性中毒的急救

日常生活中最为常见的中毒原因，例如：酒精中毒，过期食物中毒及毒蘑菇中毒等。①食物中毒，如进食的时间在1~2小时之内，可采取快速饮用冷盐水、姜汁等催吐，也可用手指、筷子或鹅毛刺激咽喉催吐，尽快排出毒物；如进食中毒食物时间已超过2小时，则可服用番泻叶等泻药促进毒物排泄；如果吃了变质的鱼、虾、蟹等而引起食物中毒，可取食醋100毫升，加水200毫升，稀释后一次服下，如果症状不能缓解或加重，需立即前往医院进行救治。②酒精中毒、首先要制止他再继续饮酒；其次可以用刺激咽喉的办法（如用勺子、筷子等）引起呕吐反射，将含有酒精的胃内容物尽快呕吐出来（已出现昏睡的患者禁用此方法，防止因为呕吐物返流引发的窒息）；严重的急性酒精中毒，会出现烦燥、昏睡、脱水、抽搐、休克、呼吸微弱等症状，应该快速送医院急救。

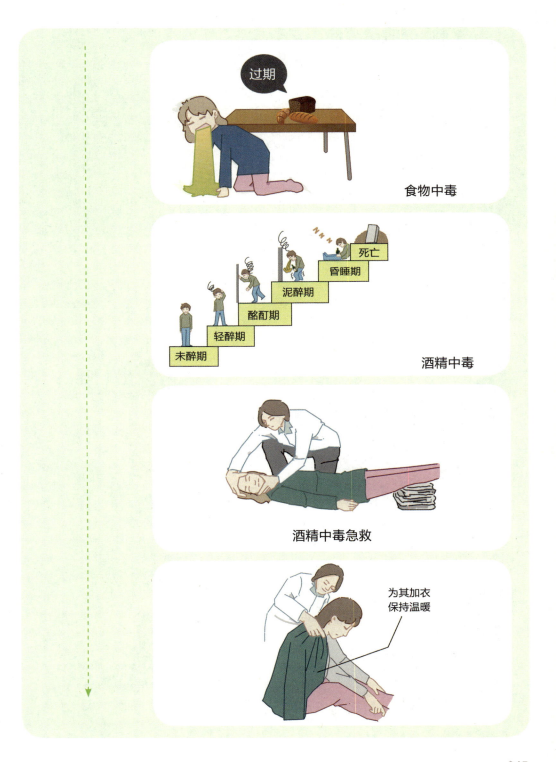

食物中毒

酒精中毒

酒精中毒急救

第十章

机械性窒息

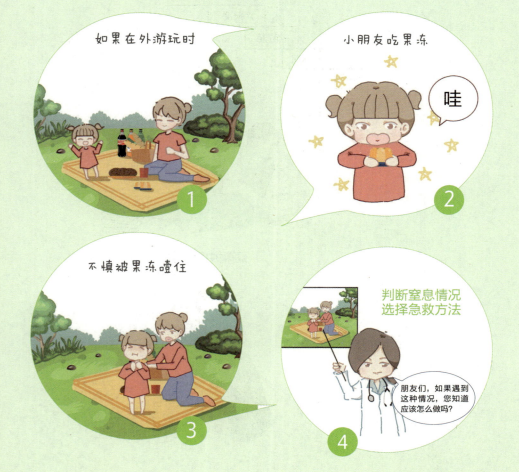

1. 如果在外游玩时
2. 小朋友吃果冻 哇
3. 不慎被果冻噎住
4. 判断窒息情况 选择急救方法 朋友们,如果遇到这种情况,您知道应该怎么做吗?

　　因为机械作用的原因，引起呼吸障碍，例如气道异物、自缢、扼颈项部、物体阻塞呼吸道、压迫胸腹部，以及急性喉头水肿或食物吸入气管造成的窒息。当人体处于严重缺氧的情况时，器官和组织会因为缺氧而广泛损伤、坏死，尤其是大脑。气道完全阻塞造成不能呼吸只要1分钟，心跳就会停止。只要抢救及时，解除气道阻塞，恢复呼吸，心跳也会随之恢复。机械性窒息是日常生活中最为重要的死亡原因之一。机械性窒息时患者表现为咳嗽或咳嗽无力，喘息，呼吸困难，面色紫红；严重者表现出面色青紫，不能说话、咳嗽、呼吸困难，很快表现出窒息，失去知觉，呼吸心跳停止。

　　当发生窒息时，窒息者常常不由自主的表现为：手呈"V"字状紧贴于颈前喉部，表情痛苦。

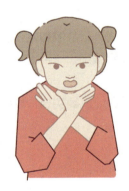

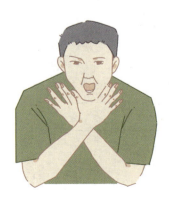

判断窒息情况 >

观察现场情况，通过询问患者情况，了解患者能否咳嗽和说话。

根据情况选择适当急救方法 >

对于尚有意识的患者，可以鼓励其通过咳嗽方式排出异物，如患者难以自行排出异物，则采用海姆立克急救法帮助患者排出异物，恢复正常呼吸；如病人已经无意识，则立即畅通患者呼吸道，清除其口鼻腔异物，检查呼吸情况。若能正常呼吸则立即采取心肺复苏术；若无法正常呼吸，则通过海姆立克急救法畅通患者呼吸道后再迅速采取心肺复苏术，直至救援人员赶到现场。

海姆立克急救法 >

应用于急救成人，急救者站在患者身后，从背后抱住其腹部，双臂围环其腰腹部，一手握拳，拳心向内按压于患者的肚脐和肋骨之间的部位；另一手成掌揞按在拳头之上，双手急速用力向里向上挤压，反复实施，直至阻塞物吐出为止。

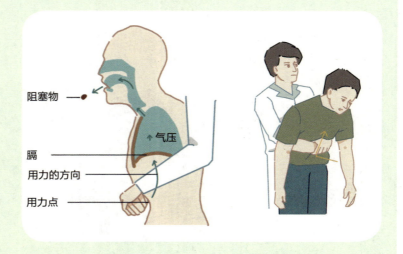

阻塞物

↑气压

膈

用力的方向

用力点

应用于急救3岁以下孩子，急救者应该马上把孩子抱起来，一只手捏住孩子颧骨两侧，手臂贴着孩子的前胸，另一只手托住孩子后颈部，让其脸朝下，趴在救护人膝盖上。在孩子背上拍1~5次，并观察孩子是否将异物吐出。

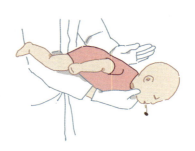

应用于急救婴儿，将婴儿的身体扶于急救者的前臂上，头部朝下，急救者用手支撑婴儿头部及颈部；用另一手掌掌根在其背部两肩胛骨之间拍击5次；如果堵塞物仍未排除，则使患儿平卧，面朝上，躺在坚硬的地面或床板上，急救者跪下或立于其足侧，并使患儿骑在抢救者的两大腿上，面朝前。急救者以两手的中指或食指，放在患儿胸廓下和脐上的腹部，快速向上重击压迫，但要刚中带柔。重复之，直至异物排出。

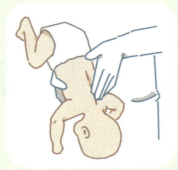
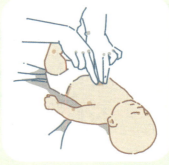

第十一章

烧 烫 伤

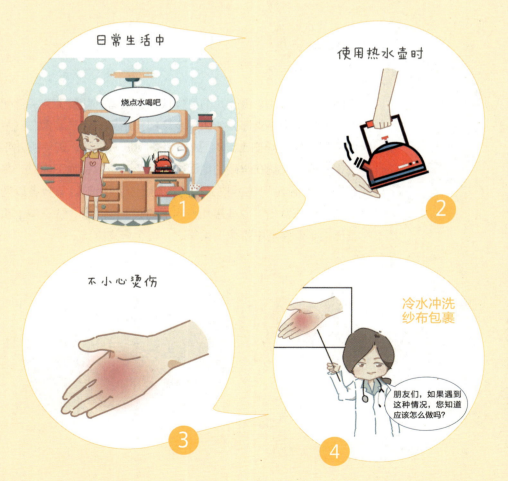

烧烫伤是生活中常见的意外伤害，沸水、滚粥、热油、热蒸汽的烧烫是常会发生的事。对某些烧烫伤，如果得到及时处理，就能避免不良的后果。一旦发生烫伤后，无论是开水烫伤还是蒸汽烫伤，应先降低烫伤皮肤温度，减少烫伤处的进一步损伤，同时也能减少疼痛。立即将被烫部位放置在流动的水下冲洗或是用凉毛巾冷敷，如果烫伤面积较大，伤者应该将整个身体浸泡在放满冷水的浴缸中。可以将纱布或是绷带松松地缠绕在烫伤处以保护伤口。 如果伤口没有破开，则浸泡10分钟左右；如果伤口处已经破开，就不可再行浸泡，以免感染。

烧烫伤按深度，一般分为三度。

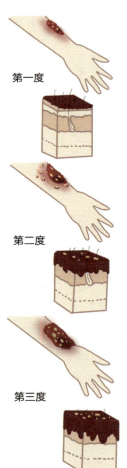

第一度

第二度

第三度

1. 一度烧烫伤　只损伤皮肤表层，受伤的皮肤发红、肿胀，觉得火辣辣地痛，但无水泡出现。应该立即脱去衣袜后，将创面放入冷水中浸洗半小时。

2. 二度烧烫伤　为真皮损伤，伤及真皮层，局部红肿、发热，疼痛难忍，有大小不等的明显水泡。若烧烫伤患者在经过"冷却治疗"一定时间后，仍然感觉疼痛难忍，且伤处出现水疱，这就说明是"二度烧烫伤"。原则上此时不应自行弄破水疱，要迅速到附近医院治疗。

3. 三度烧烫伤　烧烫伤为皮下，全层皮肤包括皮肤下面的脂肪、骨骼和肌肉都受到伤害，皮肤焦黑、坏死，这时反而疼痛不剧烈，因为许多神经也都一起被损坏了。应对三度烧烫伤应该使用家中常见的干净布覆盖或包裹伤处（如：衣物、被套和毛巾等），并及时将患者送往附近医院。切忌在创面上涂抹家中常用轻度烫伤药物（如：紫药水、烫伤膏和云南白药等），避免污染和再次损伤，也会影响医院对病情的观察和处理。

观察及判断烧烫伤情况 〉 观察现场环境及询问烧烫伤者周边人员，了解烧烫伤时间、感觉和当前情况等

帮助烧烫伤者迅速脱离热源 〉 采取冲、脱、泡、盖的四字原则。①冲：根据烧烫伤现场情况，用流动的冷水冲洗伤面，持续30分钟，降低伤面温度，减轻高温进一步渗透所造成的组织损伤加重。冲的时间越早越好，以脱离热源后疼痛已显著减轻为准。这是烫伤后最佳的、也是最可行的治疗方案。②脱：冲洗后，再小心除去衣物。必要时可以用剪刀剪开衣服，并保留粘住的部分，尽量避免将水泡弄破。千万不要强行剥去衣物。③泡：对于疼痛明显者可持续浸泡在冷水中10~30分钟。此时，主要作用是缓解疼痛。④盖：使用干净或无菌的纱布或棉质的布类覆盖于伤口。并加以固定。对于面部烧伤者，宜采用坐姿或半卧位姿势，将清洁无菌的布在口、鼻、眼、耳等部位剪洞后盖在面部。

就地观察或者转送医院 〉 对于一度烧烫伤患者（烧烫伤的皮肤发红、不起水疱，表面干燥，2~3天后烫伤皮肤颜色逐渐消退，皮肤脱屑，三至五天即可痊愈，一般不留疤痕）可在家处理。二度以上的烧烫伤（经冷却治疗一定时间后，仍疼痛难受且伤处长起水泡）应送医院处理。

婴幼儿烧烫伤的处理 〉 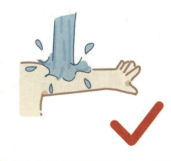 用流动、清洁的冷水立即冲洗 10~20 分钟。

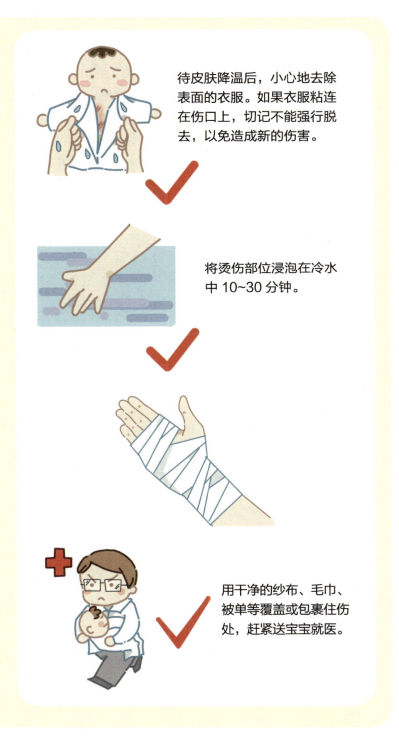

待皮肤降温后，小心地去除表面的衣服。如果衣服粘连在伤口上，切记不能强行脱去，以免造成新的伤害。

将烫伤部位浸泡在冷水中 10~30 分钟。

用干净的纱布、毛巾、被单等覆盖或包裹住伤处，赶紧送宝宝就医。

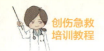

> **注意**
>
> 不能采用冰敷的方式治疗烫伤,冰会损伤已经破损的皮肤并导致伤口恶化。不要弄破水泡,否则会留下瘢痕。也不随便将抗生素药膏或油脂涂抹在伤口处,这些黏糊糊的物质很容易沾染脏东西。不要急切地脱掉衣物,当烫伤处有衣物覆盖时,不要着急脱掉衣物,以免撕裂烫伤后的水疱,可先行用水冲洗降温,再小心地去掉衣物。

第十二章

扭 伤

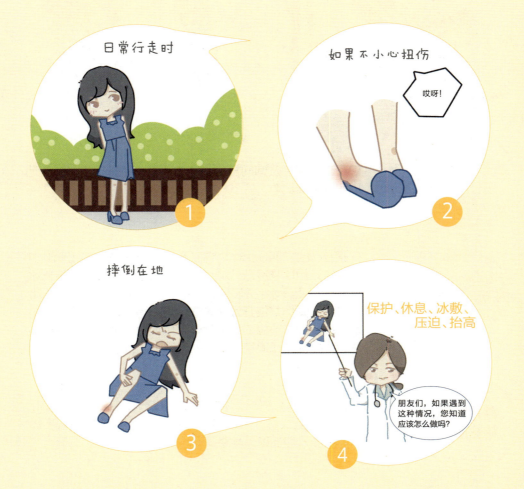

扭伤是指四肢关节或躯体部位的软组织（如肌肉、肌腱、韧带等）损伤，而无骨折、脱臼、皮肉破损等。临床主要表现为损伤部位疼痛、肿胀和关节活动受限，多发于腰、踝、膝、肩、腕、肘、髋等部位。扭伤在运动中较为常见，当发生运动伤害时，最好马上处理。处理的原则有五项：保护、休息、冰敷、压迫、抬高。严重的肌肉拉伤（断裂）、韧带扭伤（断裂）、骨折，必须由专科医师手术治疗。

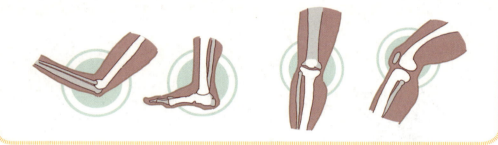

观察及判断扭伤情况 ＞ 观察现场环境及询问扭伤者周边人员，了解扭伤时间、地点和当前情况等。

立刻停止运动并帮助扭伤者冷热敷治疗 ＞ 在扭伤发生的48小时之内，受伤部位的软组织渗出加重，应该用冰袋冷敷，减少渗出。如果家中没有冰袋或冰块，可以用冷水代替，每小时一次，每次半小时。48小时之后，受伤部位开始吸收之前的渗出。这时应该换为热敷，加快受伤部位的血液循环可以加快消肿。遵循保护、休息、冰敷、压迫和抬高的处理原则，将患肢抬高。

静养或者转送医院 ＞ 扭伤后采取舒适体位静养。如果经处理后，7天之内不能缓解甚至加重，可能存在骨折、肌肉拉伤或者韧带断裂，需要立即到医院检查、治疗。

注意

禁止活动受伤的关节，否则容易加重韧带损伤，留下不可逆转的后遗症。

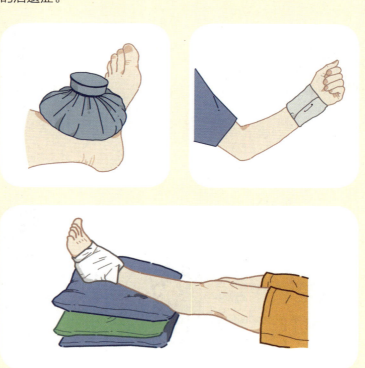

第十三章

鱼刺卡喉

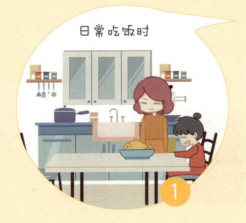

日常吃饭时

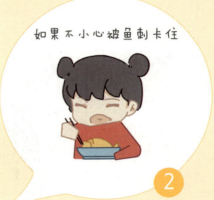

如果不小心被鱼刺卡住

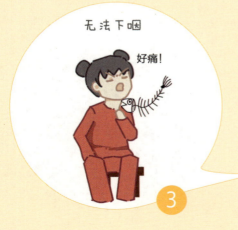

无法下咽

好痛！

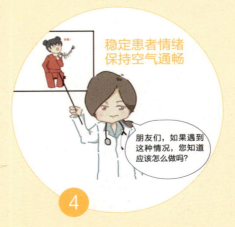

稳定患者情绪
保持空气通畅

朋友们，如果遇到这种情况，您知道应该怎么做吗？

鱼刺卡喉是日常生活中常见的意外伤害事件之一，尤其是儿童。鱼刺卡喉后，若不及时取出，局部可因异物感染而发生颈深部的脓肿，并进而发展成败血症、脓毒血症等，脓肿腐蚀血管可能发生大出血，后果更为严重。有些人采用"土方"，如喝醋、咽馒头、吃青菜等，希望将鱼刺软化或带下去，其结果绝大多数是使之更深、更固定，给医生取出鱼刺造成困难。因此采取正确的急救措施非常重要。

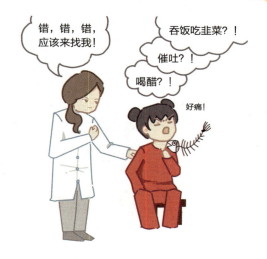

观察及判断鱼刺卡喉情况 > 观察现场环境及询问卡喉者周边人员了解卡喉时间、部位、鱼刺大小、具体感受和当前情况等。

立刻停止进食并帮助取出鱼刺 > 应该立即停止继续进食并减少吞咽动作，张大嘴发"啊"的声音，或用小匙将舌面下压，让急救者借助光线或者手电筒观察咽喉部位，看清鱼刺所在部位后，如卡入不深或鱼刺较小，可以用长镊子或筷子夹住异物，轻轻取出即可。

转送医院 > 如果鱼刺位置较深，不易发现，最好及时将患者转送至附近医院就医。

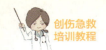

注意

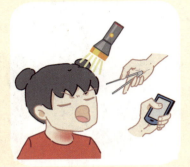 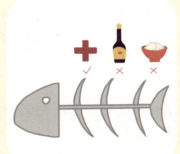

较大或扎得较深的鱼刺，不能让患者使用吞咽馒头、饮水等方法，虽然有时这种方法可以把鱼刺除掉，但潜在的危险是：有时候不仅没把鱼刺除掉，反而使其刺得更深，甚至突破食道，引发胸腔感染等严重后果。

不可以拖延过久，传统观念认为时间长了鱼刺会自动脱落，许多人因为延误最佳的治疗时机导致严重的咽部感染。

第十四章

鼻出血

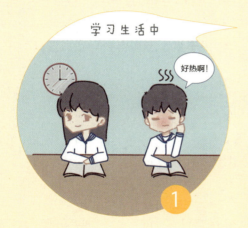

学习生活中

好热啊！

1

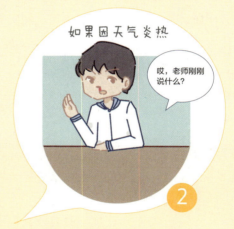

如果因天气炎热

哎，老师刚刚说什么？

2

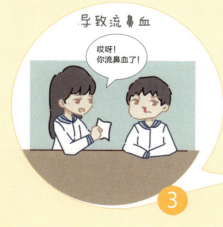

导致流鼻血

哎呀！你流鼻血了！

3

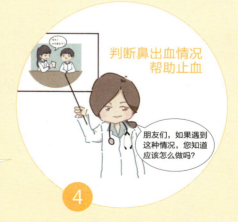

判断鼻出血情况 帮助止血

朋友们，如果遇到这种情况，您知道应该怎么做吗？

4

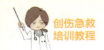
鼻出血是临床常见的症状之一，医学称"鼻衄"，多因鼻腔病变引起，也可由全身疾病所引起，偶有因鼻腔临近病变出血经鼻腔流出者。鼻出血多为单侧出血，亦可为双侧；可间歇反复出血，亦可持续出血；出血量多少不一，轻者仅鼻涕中带血，重者可引起失血性休克；反复出血则可导致贫血。日常生活中大多数鼻出血可自止。鼻出血按程度可以分为轻度出血、中度出血和重度出血。常见于：鼻部损伤、鼻中隔偏曲、鼻部炎症、鼻腔异物或者出血性疾病等全身性疾病。

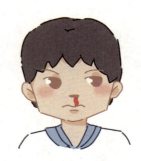

少量出血呈点滴状，大量出血可能导致鼻孔堵塞，血常经咽喉入胃。如鼻反复出血大于500毫升时，患者可出现头痛、头晕、眼花、乏力和出汗等症状。当出血超过1500毫升时会出现休克征象。患者由于紧张恐惧容易导致血压升高，加大出血量。

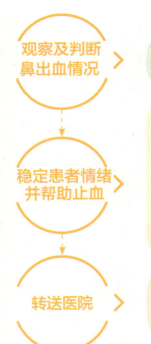

观察及判断鼻出血情况 > 观察现场环境及询问鼻出血者周边人员，了解鼻出血时间、大致流血量、有无外伤、具体感受和当前情况等。

稳定患者情绪并帮助止血 > 轻度出血的患者，可以运用安慰患者的方式，使其镇静，缓解其紧张和恐惧的情绪。取坐位或者半坐位，急救人员用拇指、食指两指紧捏其鼻翼5～15分钟，令患者张口呼吸。用冷水冲洗鼻腔或者把冷水浸湿的毛巾、冰块（用毛巾包裹）敷于前额和鼻部，每隔5～10分钟更换一次。通过此方式降低面部温度，以达到收缩血管的作用。日常生活中常见的鼻出血通过这种方式可以很快止住。如因鼻腔内损伤导致的情况，可以将云南白药撒在棉球上塞入鼻腔内。

转送医院 > 如流血超过20分钟，采取上述措施后仍无法止血或长期反复流鼻血者，需要及时将患者转送至附件医院就医止血，并查找流血原因。

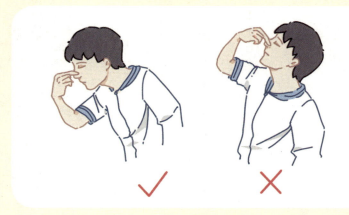

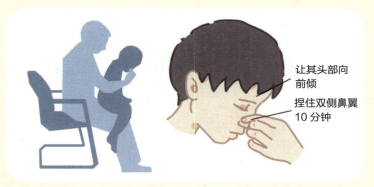

让其头部向前倾

捏住双侧鼻翼10分钟

注意

1. 因空气过于干燥可诱发鼻腔出血，所以应保持一定的空气湿度。

2. 老人平日活动时动作要慢，切勿用力擤鼻；对于儿童鼻出血者应纠正患儿挖鼻、揉鼻、好奇放置异物等易导致黏膜损伤的不良习惯。

3. 上火的人容易鼻出血，饮食方面多吃水果、蔬菜，忌辛辣刺激性饮食。

4. 急性鼻出血超过20分钟不能止血的，需要找医生查找原因；长期反复鼻出血患者，需要警惕鼻咽部肿瘤、肺出血及血液病等严重疾病。

第十五章

呼吸困难

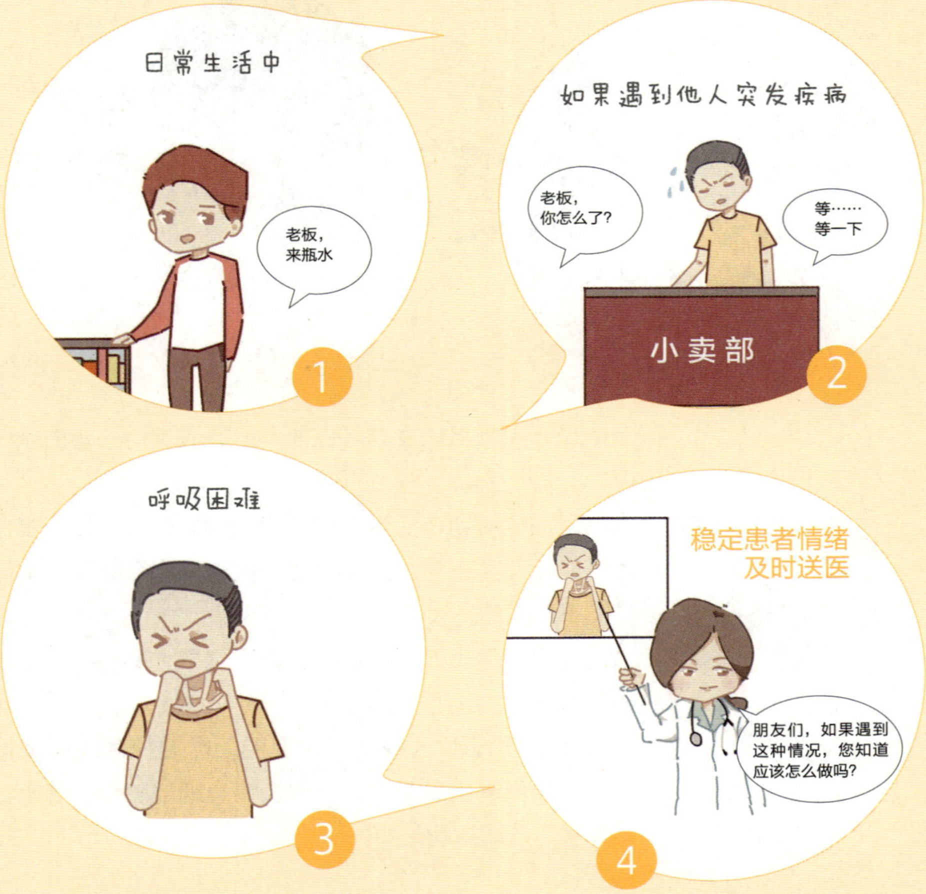

日常生活中
老板，来瓶水
如果遇到他人突发疾病
老板，你怎么了?
等……等一下
小卖部
呼吸困难
稳定患者情绪及时送医
朋友们，如果遇到这种情况，您知道应该怎么做吗?

呼吸困难是主观感觉和客观征象的综合表现，患者主观上感觉吸气不足、呼吸费力，客观上表现为呼吸频率、节律和深度的改变。严重时可出现张口呼吸、鼻翼扇动、端坐呼吸、三凹征，甚至发绀。成人正常呼吸频率为16~20次/分。

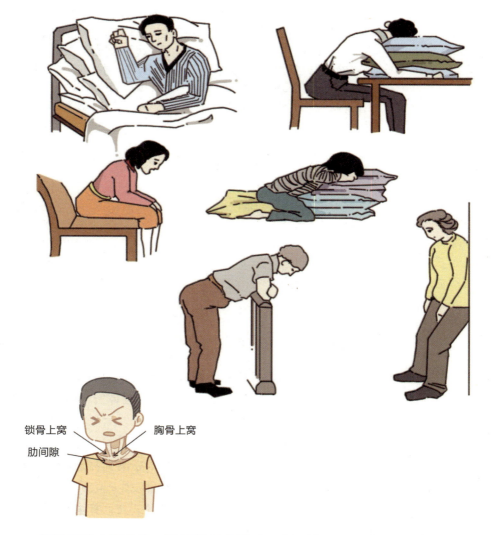

锁骨上窝　　胸骨上窝

肋间隙

呼吸困难主要分为：肺源性呼吸困难、心源性呼吸困难、中毒性呼吸困难、神经精神性呼吸困难和血液性呼吸困难。

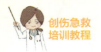
创伤急救
培训教程

观察及判断呼吸困难情况 观察现场环境及询问呼吸困难者周边人员，了解出现呼吸困难时间、具体感受和当前情况等。

稳定患者情绪并保持空气通畅 一旦出现呼吸困难，应立即让患者就地平卧，托他的下颌让头过仰，这样可以打开气道。如有气道分泌物、口腔呕吐物或异物应及时清除，保持现场环境安静，避免患者因为情绪紧张导致气道痉挛，从而引起呼吸困难加重，保持室内空气新鲜，通风流畅，松开患者衣服。如因哮喘发作，可以给予适当的药物。如因在就餐过程中出现呼吸困难，可能是由于食物梗阻呼吸道，可以采用海姆立克急救法配合心肺复苏术。如果患者呼吸困难，同时有粉红色泡沫样痰，可能是由急性心力衰竭引起，应让他半卧位或坐位，这样可以减少肺里的充血，也可以增加腹式呼吸。

转送医院 如病情危重或者持续不缓解时，请及时拨打急救电话寻求医院帮助。

注意

1. 肺部和支气管疾病及心脏病是引起呼吸困难的最多见原因。这些患者出现症状时应保持半坐体位，使呼吸道通畅，可服用祛痰药，但不要用镇静剂以免发生危险，有条件时可吸氧，呼吸困难一般可以改善。

2. 如果在运动时出现呼吸困难，可能是由于心脏病或呼吸系统的疾病导致；如果在吃饭时突然发生呼吸困难，可能是由于窒息，需要通过海姆立克急救法紧急清理堵塞的气道并采取心肺复苏术。

3. 各种原因引起的中毒也可能出现呼吸困难。如果出现一氧
   化碳中毒，应立即将患者脱离中毒现场，或关闭气阀并保
   持空气流通；如果家人患有糖尿病，出现呼吸困难并呼出
   烂苹果气味，并出现神志问题，应该考虑糖尿病伴发的酮
   症酸中毒，此病凶险，要立即送医院抢救。

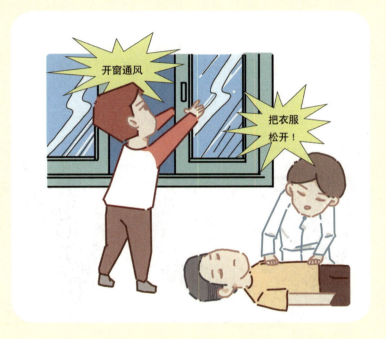

第十六章

虫 咬 伤

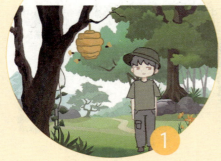

在野外玩耍时

1

如果遭遇意外

2

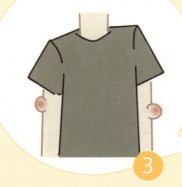

被蜜蜂叮咬

3

观察蜇伤情况
拔出毒刺

朋友们，如果遇到这种情况，您知道应该怎么做吗？

4

　　所谓的虫咬伤，指的是昆虫对人体的损害，不同昆虫所含毒液不一样，对人体损害的严重程度及临床表现也差异很大，轻者为轻度红斑、丘疹或风团，伴有不同程度的瘙痒、烧灼及疼痛感；重者可出现皮肤广泛损伤或坏死，关节痛等，严重的甚至引起全身中毒症状，导致过敏性休克而死亡。常见的昆虫致病方式有五种：①将毒汁或血液注入人体，如蚊、跳蚤、虱、臭虫等；②利用毒刺伤人，如蜂、蚁、蜈蚣等；③以虫体表面的毒毛或刺毛引起皮炎，如松毛虫、桑毛虫、茶毛虫等；④释放虫体内的毒素或虫体击碎后引起皮炎，如隐翅虫；⑤寄生于人体，引起皮肤的变态反应，如疥螨，蝇蛆等。下面针对日常生活中常见的虫咬伤急救方法进行简单介绍。

蜂蜇伤

　　蜂蜇伤是被蜂（如蜜蜂、大黄蜂、胡蜂等）蜇伤后出现局部和系统中毒症状，是一种生物性损伤，是临床急症之一。人被蜂刺后，局部有疼痛、红肿、麻木等症状，数小时后能自愈；少数伴有全身中毒症状，刺伤处出现水疱。蜂毒的主要成分是组胺、神经毒、蚁酸，蜂尾部毒刺刺进皮肤后，可将毒素注入人体，从而引起生物性中

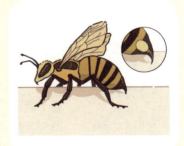

毒，导致局部或全身反应，严重者可出现溶血、肝肾损害、过敏性休克。被蜂蜇伤后，皮肤局部出现显著的烧灼感或痛痒感，周围潮红肿胀，中央常有一个刺蜇所致的瘀点，较重者形成水疱。少数可伴有全身中毒现象，受蜇皮肤立刻红肿、疼痛。如果被成群的蜂蜇伤后，可出现头晕、恶心、呕吐，严重时可出现休克、昏迷甚至死亡。

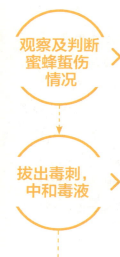

观察及判断蜜蜂蜇伤情况 ›　观察现场环境及询问被蜂蜇伤者周边人员，了解蜇伤时间、具体感受和当前情况等

拔出毒刺，中和毒液 ›　蜂蜇伤后要首先检查患处有无毒刺折断留在皮内，可用针或镊子挑出或拔出断刺，请勿挤压蜇伤处，以免增加毒液吸收；然后可用家中常见的吸奶器或拔火罐将毒汁吸出，切忌用嘴吸出毒素，用嘴吸出毒素可能会让毒素从口腔的微小损伤进入体内；蜜蜂蜇伤，因其毒液多为酸性，可用肥皂水、3%氨水或5%碳酸氢钠液涂敷蜇伤局部；黄蜂蜂毒与蜜蜂蜂毒不一样，为弱碱性，所以局部可用食醋或1%醋酸擦洗伤处。

转送医院 ›　如蜂毒剧烈，一旦因过敏性休克发生心跳呼吸停止的则应立即现场行心肺复苏术，并及时拨打急救电话寻求医院帮助。

注意

日常生活中预防蜂蜇伤非常重要，养蜂人在取蜜时或去野外林区工作时要穿长袖衣衫，戴面罩及手套、披肩，以免蜂蜇伤。蜂在飞行时不要进行追捕，以防激怒蜂而被蜇伤。教育家中儿童不要戏弄蜂巢，一旦发现蜂巢一定对蜂巢进行彻底捣毁，以消灭黄蜂及幼虫，在捣毁蜂巢时更是要加强个人防护，如果蜂巢较大，最好联系119消防队员帮助捣毁。

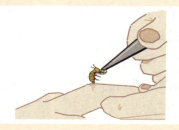

蜘 蛛 咬 伤

蜘蛛属节肢动物门，蛛形纲，蛛目。蜘蛛咬伤是因有毒蜘蛛咬伤后毒汁进入人体所致，蜘蛛毒液为毒性蛋白，含有神经毒素及溶组织毒素，蜘蛛咬伤容易导致局部烧灼样剧痛、红肿或伤口周边发黑、出血、坏死，伤后2~3小时出现全身症状，如头痛头晕、全身乏力、恶心呕吐、腹痛腹泻、畏寒发热、血压升高。重症多见于老人和儿童，如呼吸困难，肌肉强直性痉挛、溶血性贫血、急性肾衰竭等。咬伤后，要立即吸出毒汁，防止毒液扩散。

观察及判断蜘蛛咬伤情况　〉　观察现场环境及询问被蜘蛛咬伤者周边人员，了解咬伤时间、具体感受和当前情况等。

缓解毒液扩散　〉　被咬后可以通过冰敷、局部压迫、减少患肢活动和抬高患肢的方法来缓解毒液扩散。

转送医院　〉　如蜘毒剧烈，长期没有缓解，并且因过敏性休克发生心跳、呼吸停止的则应立即现场行心肺复苏术，并及时拨打急救电话寻求医院帮助。如果能够保留蜘蛛，可将蜘蛛一起带到医院，帮助医生辨认和救治。

> **注意**
>
> 预防有毒蜘蛛，在有毒蜘蛛分布的地域工作或行走要穿高腰鞋、长袜、长裤，裤脚要扎牢，戴防护手套。尽量避开可疑有毒的蜘蛛。

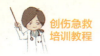

蜱 虫 咬 伤

　　蜱虫也叫壁虱、鳖吃，俗称狗鳖、草别子、牛虱、草蜱虫、狗豆子、牛鳖子。蜱虫蛰伏在浅山丘陵的草丛、植物上，或寄宿于牲畜等动物皮毛间。不吸血时，小的只有干瘪绿豆般大小，也有极细如米粒的；吸饱血液后，有饱满的黄豆大小，大的可达指甲盖大。蜱虫叮咬的无形体病属于传染病，人对此病普遍易感，与危重患者有密切接触、直接接触患者血液等体液的医务人员或其陪护者，如不注意防护，也可能感染。

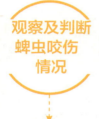

观察及判断蜱虫咬伤情况 > 观察现场环境及询问被蜱虫咬伤者周边人员，了解咬伤时间、具体感受和当前情况。

取出蜱虫，消毒处理 > 一旦发现被蜱虫叮咬皮肤，可用酒精涂在蜱虫身上，使蜱虫头部放松或死亡。随后用尖头镊子取下蜱虫；也可用烟头或香头轻轻烫蜱虫露在外面的部分，使蜱虫头部自行慢慢退出，去除蜱虫后伤口要进行消毒处理。

转送医院 > 如发现蜱虫的口器断在皮内要手术切开去除，及时将被咬伤者送往就近医院治疗。

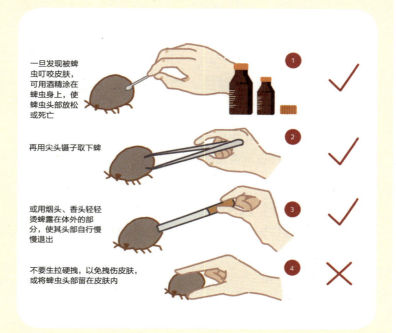

一旦发现被蜱虫叮咬皮肤，可用酒精涂在蜱虫身上，使蜱虫头部放松或死亡

再用尖头镊子取下蜱

或用烟头、香头轻轻烫蜱露在体外的部分，使其头部自行慢慢退出

不要生拉硬拽，以免拽伤皮肤，或将蜱虫头部留在皮肤内

预防蜱咬伤

消灭家畜体表和畜舍中的蜱虫，可喷洒敌百虫、敌敌畏等杀虫剂。住房要通风干燥，填抹墙缝，堵封洞穴，畜棚禽舍要打扫干净或用药物喷洒，以消灭蜱虫的孳生场所。

加强个人防护，进入林区或野外工作，要穿长袖、衣衫，扎紧腰带、袖口、裤腿，颈部系上毛巾，皮肤表面涂擦药膏可预防蜱虫叮咬，外出归来时洗澡更衣，防止把蜱虫带回家。

另外夏天正是人们外出旅游的好季节，在这里要提醒大家的就是到野外游玩时，除上述两点要注意之外，别去尚未开发好的风景区，尽量少去草丛浓密的森林野地。这样就会避免蜱虫咬伤。

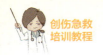
隐 翅 虫 皮 炎

　　隐翅虫，又称为"影子虫""青腰虫"，因为翅膀不可见而得名，大多数隐翅虫都是无毒无害的。隐翅虫爬过皮肤或人与隐翅虫接触不会造成人中毒，其体外没有毒腺也不会蜇人，但是其体内有毒液（酸性毒汁，pH1~2），在被打死后毒液会流出来。隐翅虫皮炎是由于皮肤接触隐翅虫毒液所引起的急性炎症反应。毒隐翅虫为蚁形甲虫，体长0.6~0.8厘米，头、胸、腹部为黑色和橘红色相间。白天栖居于杂草石下，夜间活动，有趋光性，入室后在灯下飞行，当跌落、停歇在人体或桌面等物体下，被拍打或捏碎时，体液接触皮肤或由拍捏毒虫的手带至别处而引发接触性皮炎。

观察及判断隐翅虫皮炎情况 ＞ 观察现场环境及询问被隐翅虫皮炎患者周边人员，了解毒液接触、具体感受和当前情况等。

中和毒液 ＞ 应用碱性物质中和（不可用烧碱），可用牙膏、苏打或者肥皂水等家中常备物品对皮肤进行处理，然后用清水洗净。

转送医院 ＞ 如发现皮炎长时间没有好转，及时将患者送往附近医院治疗。

注意

隐翅虫多发于夏秋季节，搞好环境卫生，消除周围的杂草垃圾，以杜绝隐翅虫的滋生。安装纱窗蚊帐防止隐翅虫进入。睡觉时熄灭灯光。发现皮肤有隐翅虫时不要直接捏取或拍击，拨落后踏死。

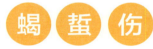

蝎蜇伤

蝎蜇伤是指被蝎子尾部螫伤，毒液注入人体所致。局部疼痛，甚或伴寒热、呕吐、抽搐等全身症状的中毒性疾病。蝎毒呈酸性，主要成分为蝎毒素，是神经毒性蛋白，另外还有溶血毒素、出血毒素，以及使心脏和血管收缩的毒素等。蝎蜇伤后局部出现烧灼、红肿、刺痛；伤后1~2小时出现全身症状，如：头痛头晕、畏光、流泪、恶心呕吐、腹痛腹泻、血压升高和全身肌痛。重症多见于老人和儿童，会出现呼吸困难、心肌损害、肺出血、急性胰腺炎等。

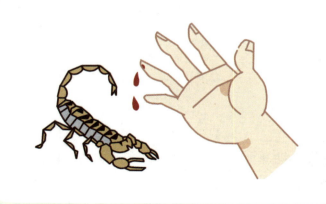

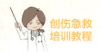

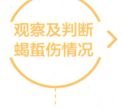

观察及判断蝎蜇伤情况 〉 观察现场环境及询问蝎蜇伤者周边人员，了解蜇伤时间、具体感受和当前情况等。

拔出毒针，中和毒液 〉 局部如有毒针残留，应该立即用镊子拔除；伤口可用1∶5000高锰酸钾溶液或者3％氨水洗涤；随后可用家中常备的吸奶器或拔火罐吸出毒液；局部可用冰敷，抬高，其上方可缚上止血带，防止毒液扩散。

转送医院 〉 如蝎毒剧烈，一旦因过敏性休克发生心跳、呼吸停止的情况则应立即现场行心肺复苏术。并及时拨打急救电话寻求医院帮助。

注意

不要在林间，山石旁露宿；不要赤脚在草地上行走或玩耍。

蜈 蚣 咬 伤

蜈蚣咬伤是指被蜈蚣螫伤，毒汁注入皮肤所引起的中毒性疾病。临床表现为局部出现咬伤瘀点，周围红肿疼痛，甚或伴全身症状。蜈蚣咬伤后数小时内皮肤会出现索状红斑、水疱，初为半透明的水疱，随后变为浑浊的脓液或血液，周围有明显的红晕，水疱壁抓破或擦破后容易形成溃烂面。小蜈蚣咬伤后，仅在局部发生红、肿、热、痛；热带型大蜈蚣咬伤后可造成淋巴管炎和组织坏死，有时整个肢体出现紫癜，可能出现头痛、发热、眩晕、恶心、呕吐，甚至抽搐、昏迷等全身症状。

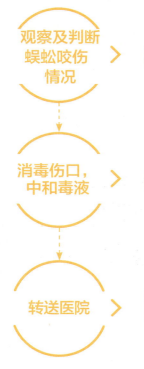

观察及判断蜈蚣咬伤情况 ＞ 观察现场环境及询问蜈蚣咬伤者周边人员，了解咬伤时间、具体感受和当前情况等。

消毒伤口，中和毒液 ＞ 用肥皂水、氨水、苏打水清洗伤口。局部消毒水消毒；局部患肢可用冷敷减少肿胀和疼痛感。

转送医院 ＞ 如蜈蚣毒剧烈，一旦因过敏性休克发生心跳、呼吸停止的情况则应立即现场行心肺复苏术，并及时拨打急救电话寻求医院帮助。

注意

　　野外避免穿拖鞋；避免夜间活动；阴暗潮湿环境中，加强自身防护；家中阴暗潮湿的地方可以撒点生石灰，防止蜈蚣爬行。

第十七章

狂犬病预防

（宠物咬伤）

在街上行走时

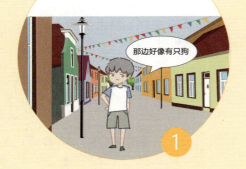

1

如遭遇恶犬

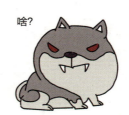

啥？

2

并不慎被咬

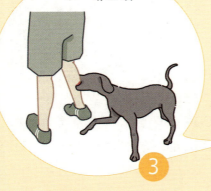

3

消毒伤口
免疫注射

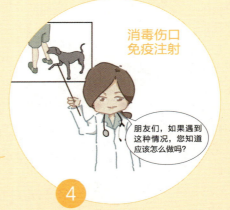

朋友们，如果遇到
这种情况，您知道
应该怎么做吗？

4

　　狂犬病是狂犬病毒所致的急性传染病，人兽共患，多见于犬、猫等肉食动物，日常生活中，人多因被饲养宠物咬伤而感染。临床表现为特有的恐水、怕风、咽肌痉挛、进行性瘫痪等。因恐水症状比较突出，故本病又名恐水症。狂犬病病毒属于弹状病毒科狂犬病毒属，单股RNA病毒，动物通过互相间的撕咬而传播病毒。我国的狂犬病主要由犬传播，家犬可以成为无症状携带者，所以表面"健康"的犬对人的健康危害很大。对于狂犬病尚缺乏有效的治疗手段，人患狂犬病后的病死率几近100%，患者一般于3~6日内死于呼吸或循环衰竭，故应加强预防措施。狂犬病主要通过以下四个途径传播：皮肤黏膜感染、呼吸道感染、消化道感染、先天性胎盘感染。

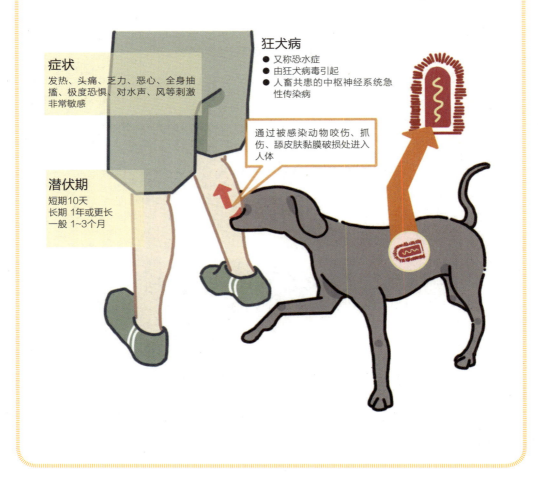

症状
发热、头痛、乏力、恶心、全身抽搐、极度恐惧、对水声、风等刺激非常敏感

潜伏期
短期10天
长期1年或更长
一般1~3个月

狂犬病
- 又称恐水症
- 由狂犬病毒引起
- 人畜共患的中枢神经系统急性传染病

通过被感染动物咬伤、抓伤、舔皮肤黏膜破损处进入人体

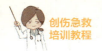

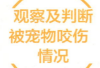 观察及判断被宠物咬伤情况 〉 观察现场环境及询问咬伤者周边人员，了解宠物类型、咬伤时间、具体感受和当前情况等。

消毒伤口 〉 如果被宠物咬到，要立即处理伤口：迅速用大量洁净的水或肥皂水对伤口进行流水清洗。彻底清洁伤口，因为伤口像瓣膜一样多半是闭合着，所以必须掰开伤口进行冲洗。用水对着伤口冲洗虽然有点痛，但也要忍痛仔细地冲洗干净，这样才能尽量防止感染。对伤口不要包扎，局部应用75%酒精或2~3%碘酒消毒。

免疫注射 〉 在咬人动物未能排除狂犬病前，或者咬人动物已经无法观察时，被咬者应该在局部清洗的同时，到疾病控制与预防中心注射狂犬病疫苗和破伤风疫苗。

观察处理咬人动物 〉 凡已经出现典型症状的动物，应该及时通知防疫部门扑杀处理；对于不能肯定为狂犬病的可疑宠物，咬人后应该隔离观察10天。

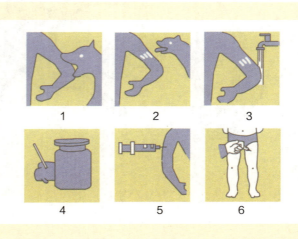

注意

　　身上有伤口时，不要和宠物亲昵，以防宠物的唾液污染伤口。要定期给宠物注射预防狂犬病的疫苗。

　　在注射疫苗期间，应注意不要饮酒、喝浓茶、咖啡；亦不要吃有刺激性的食物，诸如辣椒、葱、大蒜等；同时要避免受凉、剧烈运动或过度疲劳，防止感冒。

第十八章

癫 痫

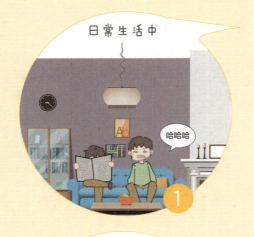

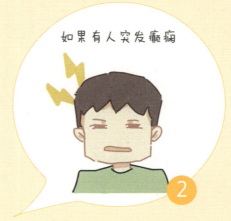

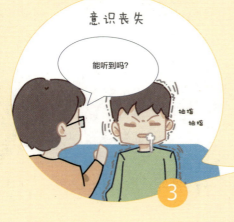

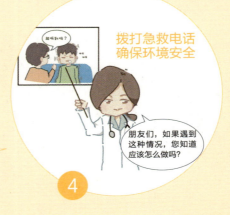

脑部兴奋性过高的神经元突然、过度的重复放电，导致脑功能突发性、暂时性紊乱，临床表现为短暂的感觉障碍，肢体抽搐，意识丧失，行为障碍或自主神经功能异常，称为癫痫发作。癫痫发作可分为大发作、小发作、局限性发作和精神运动性发作等，具有间歇性、短时性和刻板性的共同特点。癫痫系多种原因引起脑部神经元群阵发性异常放电所致的发作性运动、感觉、意识、精神、自主神经功能异常的一种疾病，俗称羊痫风或羊癫风。癫痫发作有突然发生、反复发作和短暂发作三个特点。

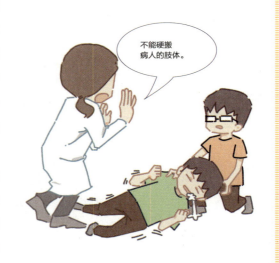

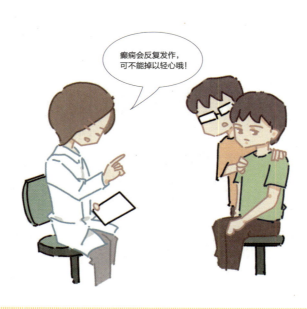

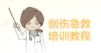

观察及判断癫痫发作情况 ＞ 观察现场环境及询问癫病发作者周边人员，了解是否是癫病发作、发作时间、有无既往病史、具体感受和当前情况等。

呼救和拨打120急救电话 ＞ 寻求医疗专业帮助。癫痫发作一般在5分钟之内都可以自行缓解。如果连续发作或频繁发作，一次发作的时间持续5~10分钟以上。要及时将患者送到医院继续抢救。

确保环境安全 ＞ 有发作病史的患者应及时告知家属或周围人，可尽快将患者扶至床上，也可顺势使其躺倒，防止意识突然丧失而跌伤，迅速移开周围硬物、锐器，减少发作时对身体的伤害。

保持患者呼吸道通畅 ＞ 迅速松开患者衣领，使其头转向一侧，保持呼吸道通畅；有活动性假牙者，取下假牙；不要向患者口中塞任何东西，不要灌药，防止窒息。

保护患者安全 ＞ 抽搐发作时患者牙关紧闭，要注意咬伤舌头的可能；不要在患者抽搐期间强制性按压患者四肢，过分用力可造成骨折和肌肉拉伤，增加患者的痛苦。

1. 识别常见症状

凝视

咀嚼

摸索

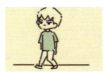
漫无目的

颤抖

胡言乱语

2. 急救处理步骤

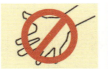
不要强行制动

向旁人解释

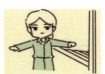
阻挡可能的环境伤害

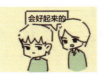
轻声安抚

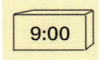
记录发作时间

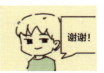
保持在患者身旁
直至发作结束

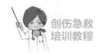

注意

癫痫的病根主要是婴幼儿时候留下的，所以预防要做到以下几点：孕期头三个月，一定要远离辐射，避免病毒和细菌感染；分娩时避免胎儿缺氧、窒息、产伤等；小儿发热时应及时就诊，避免孩子发生高热惊厥，损伤脑组织。

确定有癫痫的患者需要定期门诊进行正规治疗；生活方面，要避免咖啡等辛辣刺激性饮食，戒烟、戒酒；禁止驾驶汽车；禁止在野外游泳；不宜在高空作业等。

癫痫过程中，不得限制发作，在患者抽搐时，不要用力按压或试图使患者抽搐的肢体恢复平直，以免造成韧带撕裂、关节脱臼甚至骨折等损伤。

不得移动患者，当患者癫痫突然发作倒地时，应先移开患者周围可能造成伤害的东西，但不能移动患者，除非患者处于危险之中。

不得往患者口中塞入任何东西，为防止患者咬伤舌头而强行往患者口中塞入木筷、勺子等行为有可能导致患者牙齿断裂松动。如果患者佩戴假牙，强行撬开患者紧闭的嘴还可能导致假牙脱落而误入呼吸道。

不得有凉水泼、按人中、用针刺等行为。有些人看到患者发作以为用凉水泼可以使其清醒，但凉水的刺激可能导致患者的症状更加严重。

第十九章

心绞痛

老人在进行剧烈活动时

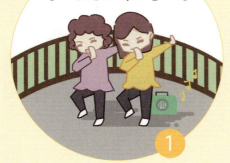

1

如突发心绞痛

哎呀

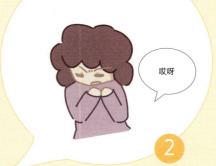

2

需及时就医

快拨 120

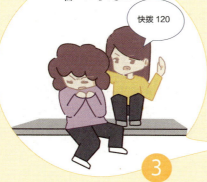

3

拨打急救电话
停止一切活动

朋友们，如果遇到
这种情况，您知道
应该怎么做吗？

4

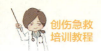
心绞痛是冠状动脉供血不足，心肌急剧地暂时缺血与缺氧所引起的，以发作性胸痛或胸部不适为主要表现的临床综合征。心绞痛是心脏缺血反射到身体表面所感觉的疼痛，特点为前胸阵发性、压榨性疼痛，可伴有其他症状，疼痛主要位于胸骨后部，可放射至心前区与左上肢，劳动或情绪激动时常发生，每次发作持续3~5分钟，可数日一次，也可一日数次，休息或用硝酸酯类制剂后消失。本病多见于男性，多数40岁以上，劳累、情绪激动、饱食、受寒、阴雨天气、急性循环衰竭等为常见诱因。

观察及判断心绞痛发作情况

观察现场环境及询问心绞痛发作者周边人员，了解是否是心绞痛发作、发作时间、有无既往病史、具体感受和当前情况等。

呼救和拨打120急救电话

如有心绞痛病史，第一时间拨打120急救电话，说清楚地址及患者病情以便医护人员能够携带正确的急救设施尽快赶到现场。

保持镇静，不要惊慌

情绪紧张会造成患者的耗氧量增加，加重心绞痛。要帮助患者主动克制自己的紧张情绪，适当做缓慢的深呼吸可以帮助降低心率（深呼吸速度不宜过快，否则会造成通气过度，一般5秒/次为宜）。

停止一切活动

最好取坐位或半卧位，禁止奔走呼救或步行去医院，如果正在骑车或跑步时发生，必须赶快停下休息；尽量不要站着，也不建议躺着，半卧位最佳，能够避免心脏的血液回流增加，增大心脏负担。

正确使用急救药物

对于有心绞痛病史的患者可以帮助其正确使用急救药物。硝酸甘油是缓解心绞痛的常用药物，其为一种血管扩张药物，临床研究证明，它能有效改善心肌供血，舌下含服2~3分钟之内就会起效。合服硝酸甘油前务必要测量血压，如为低血压则不适宜含服硝酸甘油。

保持呼吸道通畅，等待救援

解开患者的衣服扣子、领带和腰带，使其呼吸保持通畅；如患者在室内，应该开窗通风透气。有条件的患者还可以给予经鼻吸氧，等待120救援。

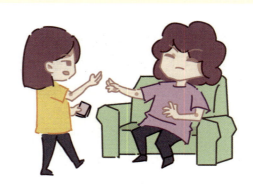

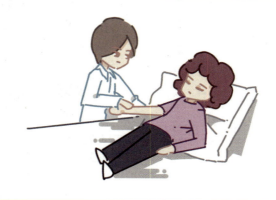

注意

心绞痛患者需要控制盐（少于6克/天）、脂肪（选用含不饱和脂肪酸的植物油代替动物油，5~8茶匙/天）、动物内脏（如：心、肝、肾等）的摄入；多食用含有维生素和膳食纤维的食物（如：新鲜蔬菜、水果、粗粮、海鱼和大豆等），改善血管的食物（如：洋葱、大蒜、山楂、黑木耳、大枣和豆芽等）；避免食用刺激性食物和胀气食物（如：浓茶、咖啡、辣椒和咖喱等）；戒烟戒酒，烟酒对人体有害，它不仅诱发心绞痛，也诱发急性心肌梗死；少食多餐，禁止暴饮暴食，晚餐不宜过饱，以免诱发急性心肌梗死；调整作息计划，应适当休息，减轻工作量。

注意降血脂治疗，避免心脏血管堵塞。

初发心绞痛的患者，往往未随身携带急救药物，应避免情绪慌乱，及时到医院救治即可。

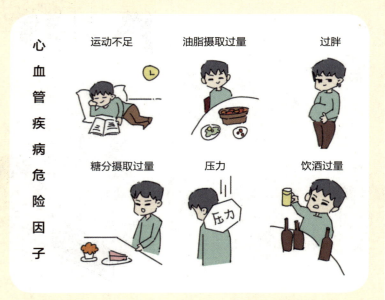

第二十章

胃痉挛

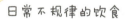

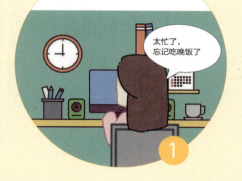

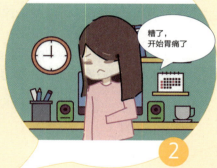

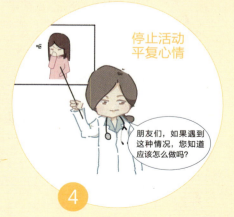

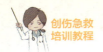
胃痉挛即胃部肌肉抽搐，是胃呈现的一种强烈收缩状态。多由神经功能性异常导致，亦可因胃器质性疾病引起。主要表现为上腹痛、呕吐等。胃痉挛本身是一种症状，出现胃痉挛时，主要应对症治疗，解痉、止痛止呕，如果常出现胃痉挛，应注意寻找原因，从根源上医治。

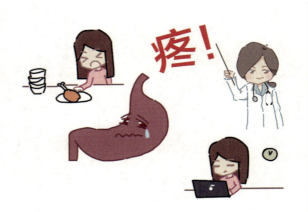

观察及判断胃痉挛情况 〉 观察现场环境及询问胃痉挛患者周边人员，了解发作时间、疼痛部位、疼痛程度和当前情况等。

停止活动，平复心情 〉 出现胃痉挛时，首先帮助患者平静下来，宜平躺在床上，用热水袋在腹部热敷20～30分钟。

转送医院 〉 若胃痉挛长期没有缓解，应及时呼叫120急救，将患者转送至附近医院进一步治疗。

注意

　　胃痉挛与体质和饮食等因素有关，应注意调整。体质较差、饮食不规律者更易出现。特别提醒，无论年龄、体质如何的胃痉挛患者，运动前做好充分的热身活动，忌过饱，忌食豆类及地瓜、土豆等食品，要特别注意别大量食用生冷食物，尤其是冰冻冷饮、啤酒、雪糕、冰棍等，不要暴饮暴食。再者，药物刺激近年多有发生，不要乱服药，一定要按医嘱服药。

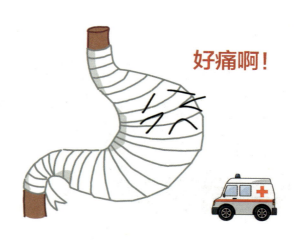

好痛啊！

第二十一章
脑 出 血

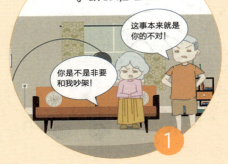

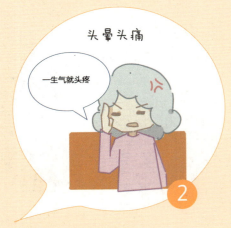

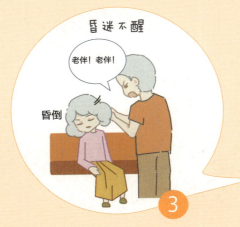

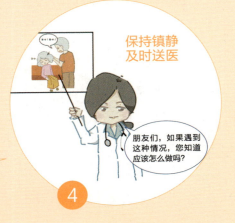

脑出血是指非外伤性脑实质内血管破裂引起的出血，占全部脑卒中的20%～30%，急性期病死率为30%～40%。发生的原因主要与脑血管的病变有关，即与高血脂、糖尿病、高血压、血管的老化、吸烟等密切相关。脑出血的患者往往由于情绪激动、费劲用力时突然发病，早期死亡率很高，幸存者中多数留有不同程度的运动障碍，认知障碍，言语、吞咽障碍等后遗症。脑出血的发病主要与日常生活环境、吸烟饮酒情况、饮食习惯、体重情况、情绪波动和生活工作等因素息息相关。

脑出血早起信号
"5突然"

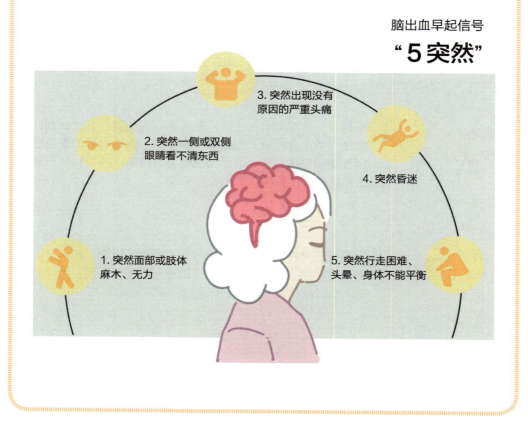

2. 突然一侧或双侧眼睛看不清东西

3. 突然出现没有原因的严重头痛

4. 突然昏迷

1. 突然面部或肢体麻木、无力

5. 突然行走困难、头晕、身体不能平衡

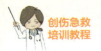

创伤急救
培训教程

观察及判断脑出血发作情况	观察现场环境及询问脑出血患者周边人员，了解发作时间、有无既往病史、具体感受和当前情况等。
呼救和拨打120急救电话	第一时间拨打120急救电话，说清楚地址及患者病情以便医护人员能够携带正确的急救设施尽快赶到现场。
保持镇静，不要惊慌	患者突发脑出血，帮助家属缓解紧张情绪，维持现场秩序。
调整体位，检测生命体征	不得为了弄醒患者而大声叫喊或猛烈摇动昏迷者，否则只会使病情迅速恶化。将患者平卧于床，保持安静，避免情绪激动和血压升高。严密观察体温、脉搏、呼吸和血压等生命体征，注意瞳孔变化和意识改变。
清理呼吸道，维持呼吸通畅	由于脑压升高，此类患者极易发生喷射性呕吐，如不及时清除呕吐物。可能导致呕吐物堵塞气道窒息而死，因此患者的头必须转向一侧，这样呕吐物就能流出口腔。
止血，降低脑压	可用冰袋或冷毛巾敷在患者前额，降低局部温度有收缩血管的功效，有助于止血和降低脑压。

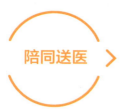

陪同送医 ＞ 在专业救护人员的陪护下，及时送往医院就医。

注意

脑出血预防注意以下七点：

1. 生活要有规律：劳逸结合，张弛有序，规律生活，减少诱发。
2. 控制血压水平：选择药物，监测血压，持之以恒，血压稳定。
3. 保持良好心态：保持乐观，情绪稳定，随遇而安，血管舒坦。
4. 调整饮食结构：低脂低盐，低糖低黄，多菜多果，血脂平安。
5. 预防治疗便秘：排便定时，养成习惯，防治便干，脑压平缓。
6. 防治劳累过度：劳累过度，心脑缺氧，血管紊乱，诱发出血。
7. 注意天气变化：天气寒冷，血管收缩，动脉硬化，极易破裂。

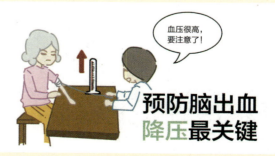

第二十二章

脑卒中

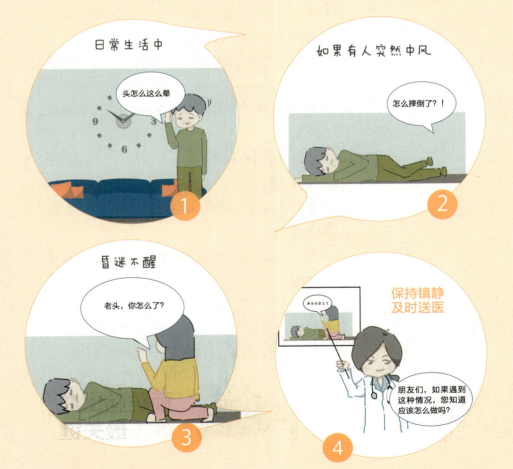

脑卒中又称"中风""脑血管意外"，是一种急性脑血管疾病，是由于脑部血管突然破裂或因血管阻塞导致血液不能流入大脑而引起脑组织损伤的一组疾病，包括缺血性和出血性卒中。医学研究证明，在发病后3小时内使用溶解血栓的药物来疏通血流、恢复缺血区脑组织的血液供应，是挽救急性期卒中患者生命、保障病后神经功能恢复的关键。尤其是发病1小时内，这是治疗脑卒中的黄金时间，能否抓住这宝贵的1小时，直接影响患者将来的预后情况，所以掌握一定的院前急救知识非常重要。

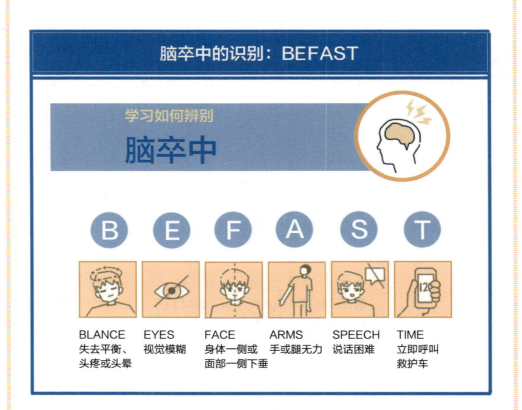

脑卒中的识别：BEFAST

学习如何辨别
脑卒中

B　E　F　A　S　T

| BLANCE | EYES | FACE | ARMS | SPEECH | TIME |
| 失去平衡、头疼或头晕 | 视觉模糊 | 身体一侧或面部一侧下垂 | 手或腿无力 | 说话困难 | 立即呼叫救护车 |

观察及判断脑卒中发作情况 〉 观察现场环境及询问脑出血患者周边人员，了解发作时间、有无既往病史和当前情况等。

呼救和拨打120急救电话 〉 第一时间拨打120急救电话，说清楚地址及患者病情以便医护人员能够携带正确的急救设施尽快赶到现场。

保持镇静，不要惊慌 〉 如果患者是清醒的，要注意安慰患者，缓解其紧张情绪；患者突发脑卒中，帮助家属缓解紧张情绪，切勿惊慌失措，不要悲哭或者呼唤患者，维持现场秩序，以免造成患者心理压力。

调整体位，检测生命体征 〉 保持患者仰卧，保持安静，避免情绪激动和血压升高。严密观察体温、脉搏、呼吸和血压等生命体征；注意瞳孔变化和意识改变。一旦发现呼吸心跳停止，马上采取心肺复苏术。

清理呼吸道，维持呼吸通畅 〉 解开患者衣领、领带和腰带，使衣物保持宽松；将患者头肩部稍垫高，头偏向一侧，防止痰液或呕吐物回流吸入气管造成窒息，如果病人口鼻中有呕吐物阻塞，应设法抠出，保持呼吸道畅通，有条件可以经鼻吸氧。

保持室内温度，避光 〉 寒冷会引起血管收缩，要保持室内暖和，并注意室内空气流通；拉上窗帘，避免强光刺激。

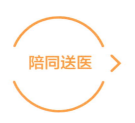

陪同送医 ＞ 在专业救护人员的陪护下，及时送往医院就医。

注意

及时治疗诱发病，如动脉硬化、糖尿病、冠心病、高血脂病、高黏血症、肥胖病、颈椎病等应及早治疗。

重视中风的先兆征象：留意头晕、头痛、肢体麻木、昏沉嗜睡、性格反常等先兆中风现象。一旦小中风发作，应及时到医院诊治。

消除中风的诱因，如情绪波动、过度疲劳、用力过猛等。规律生活作息，保持大便通畅，避免因用力排便而使血压急剧升高，引发脑血管病。

保持结构合理的饮食，以低盐、低脂肪、低胆固醇为宜，适当多食豆制品、蔬菜和水果，戒除吸烟、酗酒等不良习惯，使血液不太容易形成凝块，进而防止脑梗死。

应逐步适应环境温度，冬天外出注意保暖。有过中风史的患者洗澡时间不宜过长等。

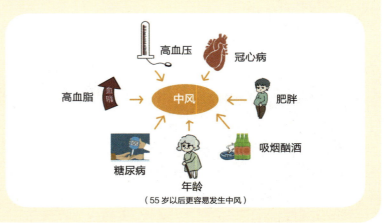

（55岁以后更容易发生中风）

第二十三章

抽 筋

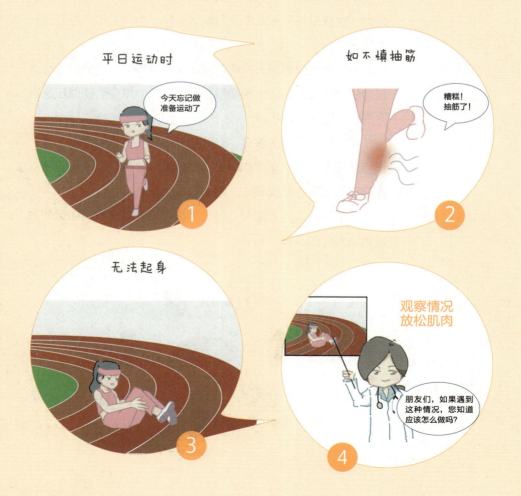

抽筋即肌肉痉挛，指肌肉突然不自主地强制收缩而造成肌肉僵硬疼痛的现象。腿抽筋最常见，大多是缺钙、受凉、局部神经或血管受压引起。一般发生突然，而且剧烈，但是持续的时间不长，只有几分钟。

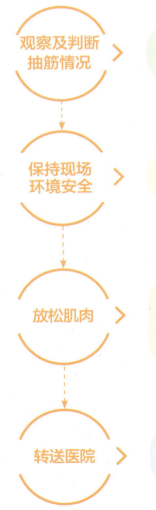

观察及判断抽筋情况

观察现场环境及询问患者周边人员，了解发作时间、疼痛部位、疼痛程度、是否有剧烈运动和当前情况等。

保持现场环境安全

如患者在运动或者游泳时突发抽筋，应将患者带离危险场地或者带到岸上，防止造成进一步损害。

放松肌肉

可以帮助患者按摩或牵拉受累的肌肉，以减轻患者的疼痛。反复按摩或牵拉，一直到症状缓解。抽筋缓解后，如果仍有疼痛，可在局部使用热水袋或热毛巾，或者洗热水澡。

转送医院

如果抽筋持续发生，原因不明，这时需要与患者前往医院详细检查，找出潜在病因。

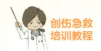
常见拉伸方式

1. 小腿抽筋
深吸一口气，把头潜入水中，使背部浮上水面，两手用力抓住脚尖，用力向自身方向拉，同时双腿用力抻。一次不行的话，可反复几次。

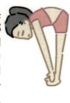

2. 上臂抽筋
握拳，并尽量屈肘关节，然后用力伸直，反复数次。

3. 大腿抽筋
仰浮水面，使抽筋的腿屈曲，然后用双手抱住小腿用力，使其贴在大腿上，同时加以震颤动作。

4. 手指抽筋
可将手用力握成拳头，然后再用力伸开，快速连做几次，直至恢复。

水中抽筋

呼吸时尽量嘴吸鼻呼，深吸浅呼，以防呛水。

缓慢靠向岸边，注意节省体力。

若抽筋，应将身体抱成一团。

浮上水面，深吸一口气，再把脸浸入水中。

将抽筋下肢的拇趾用力向前上方抬，使拇趾翘起来，持续用力，直到剧痛消失。

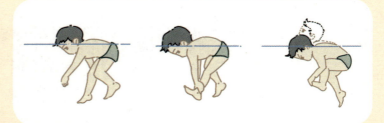

注意

　　平时可适量补钙，多晒太阳，注意局部保暖，多吃肉类、鸡蛋、甜食，适量摄入脂肪、蛋白质等物质，以增加体内热量，可有效减少抽筋。

　　忌在饥饿、疲劳时游泳。在饥饿、疲劳时，肌肉遇到冷水的刺激，容易发生抽筋。避免穿不合脚的鞋子，注意体位的变化，如坐姿、睡姿，避免神经血管受压。也可做局部肌肉的热敷、按摩，加强局部的血液循环，避免抽筋。

第二十四章

昏 迷

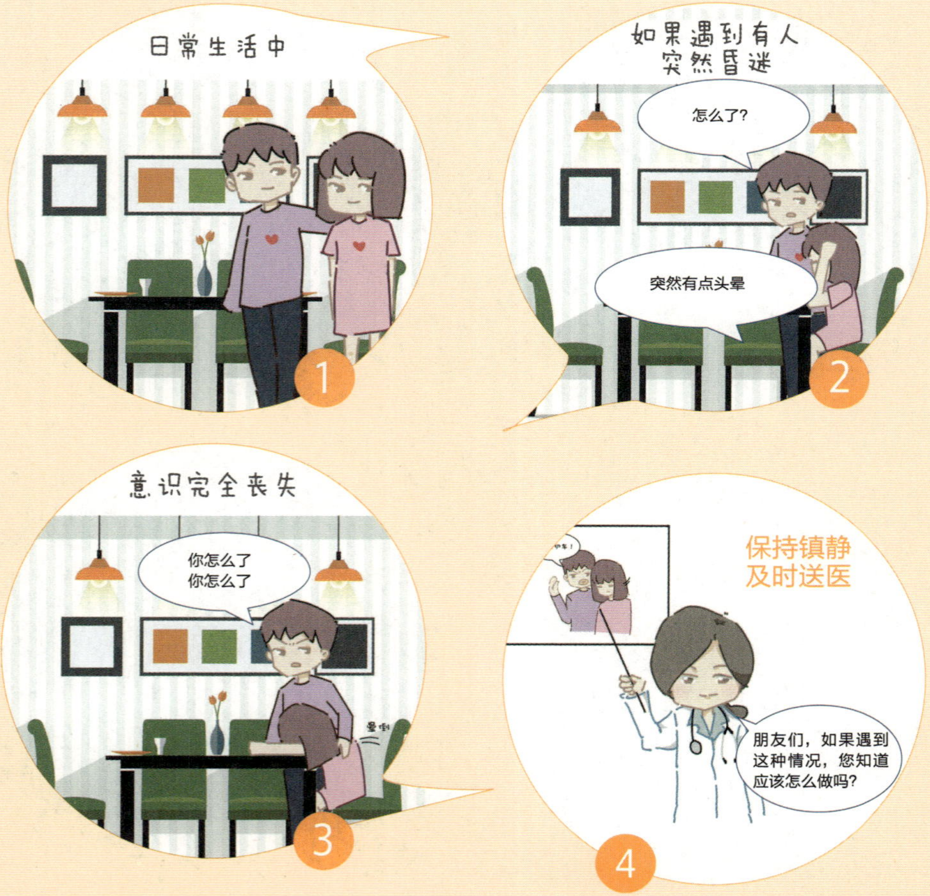

日常生活中

①

如果遇到有人
突然昏迷

怎么了?

突然有点头晕

②

意识完全丧失

你怎么了
你怎么了

③

保持镇静
及时送医

朋友们, 如果遇到
这种情况, 您知道
应该怎么做吗?

④

昏迷是完全意识丧失的一种类型，是临床上的危重症。昏迷的发生，提示患者的脑皮质功能发生了严重障碍。主要表现为完全意识丧失，随意运动消失，对外界刺激的反应迟钝或丧失，但患者还有呼吸和心跳。还有一种昏迷称为醒状昏迷，亦称"睁眼昏迷"或"去皮质状态"。患者主要表现为睁眼闭眼自如，眼球处在无

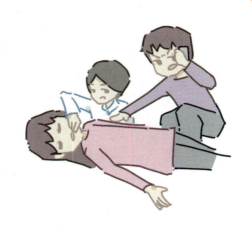

目的的漫游状态，容易使人误解为患者的意识存在。但是患者的思维、判断、言语、记忆等，以及对周围事物的反应能力完全丧失，不能理解任何问题，不能执行任何指令，不能对任何刺激做出主动反应。这种情况就是俗称的"植物人"。醒状昏迷的出现说明患者的脑干功能存在而脑皮质功能丧失，绝大多数情况下该功能难以恢复，故患者预后较差。

观察及判断昏迷情况 ＞ 通过大声呼唤或者拍打患者双肩的方式判断患者是否昏迷，若呼唤拍打皆无反应可判断为昏迷；观察现场环境及询问昏迷患者周边人员，了解昏迷时间、有无既往病史和当前情况，观察患者意识情况，检查呼吸心跳情况。一旦发生心搏骤停或呼吸停止，立即行心肺复苏术。

呼救和拨打120急救电话 ＞ 第一时间呼救并拨打120急救电话，说清楚地址及患者病情以便医护人员能够携带正确的急救设施尽快赶到现场。

保持镇静，不要惊慌 ＞ 患者突发昏迷，帮助家属缓解紧张情绪，切勿惊慌失措，不要悲哭或者呼唤患者，维持现场秩序。

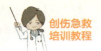创伤急救
培训教程

清理呼吸道，
维持呼吸
通畅

使患者平卧，松解衣领，避免气道受压，将其头部后仰并偏向一侧，防止舌根后坠，以保持患者的呼吸道通畅，及时清理呕吐及分泌物，防止窒息；保持空气流通。

陪同送医

在专业救护人员的陪护下，及时送往医院就医。

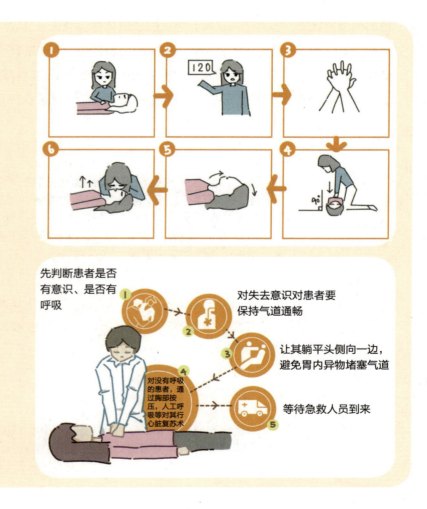

先判断患者是否有意识、是否有呼吸

对失去意识对患者要保持气道通畅

让其躺平头侧向一边，避免胃内异物堵塞气道

对没有呼吸的患者，通过胸部按压、人工呼吸等对其行心脏复苏术

等待急救人员到来

注意

如因事故导致的昏迷，应警惕潜在危险，保持空气流通；如因高热伴昏迷，患者可用酒精擦浴，在颈部、腋下和腹股沟等大动脉处放置冰袋、冰帽进行降温，但需用干毛巾包裹，避免冻伤；如因低血糖出现的昏迷，延误治疗可能出现不可逆的脑损害。应迅速补充葡萄糖，就近取用饼干、果汁、糖果等进食可取得立竿见影的效果。

躁动不安的昏迷患者应有人看护，防止发生摔伤、撞伤等意外；要注意为昏迷患者保暖。

不要为了弄醒患者而拍打、摇晃患者头部，不要胡乱翻转、拖拉和搬运患者。

不要在患者脑后放高枕，以免舌后坠阻塞呼吸道入口而出现窒息。

第二十五章

牙 痛

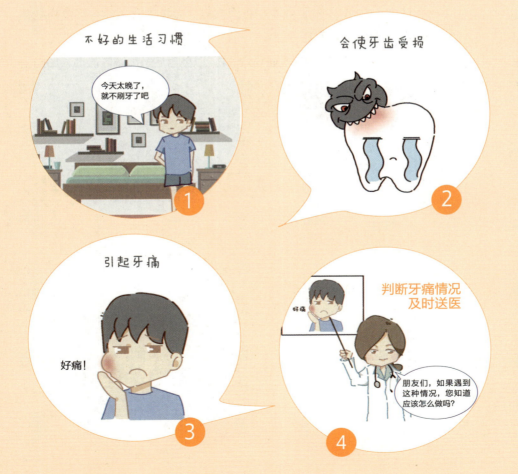

牙痛是指牙齿因各种原因引起的疼痛，为口腔疾患中常见的症状之一，可见于龋齿、牙髓炎、根尖周炎、牙外伤、牙本质过敏、楔状缺损等。牙痛大多由牙龈炎和牙周炎、龋齿（蛀牙）或折裂牙而导致牙髓（牙神经）感染所引起的。这是由于不注意口腔卫生，牙齿受到牙齿周围食物残渣、细菌等物结成的软质牙垢和硬质牙石所致的长期刺激，以及不正确的刷牙习惯、维生素缺乏等原因所造成。

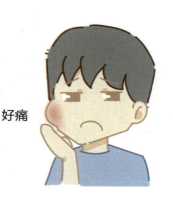

好痛

观察及判断牙痛情况 ＞ 询问牙痛患者了解发作时间、疼痛部位、疼痛程度、有无既往病史和当前情况等。

帮助患者减轻痛苦 ＞ 盐水或酒具有杀菌功效。用它们漱口几遍，可减轻或止住牙痛；用手指按摩压迫合谷穴（手背虎口附近），可减轻痛苦；如果伴有牙根跳痛，多为牙龈脓肿引起，可用冰袋冷敷颊部缓解疼痛。

转送医院 ＞ 止痛不等于治疗，许多牙痛背后隐藏着其他疾病，当用上述方法不能止痛，切不可盲目滥用止疼药，应及时到医院查明病因并对应治疗。

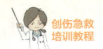

注意

　　牙齿重在保健，牙病重在预防。关键在于保持口腔卫生，要坚持早晚刷牙、饭后漱口的好习惯。刷牙的动作应该轻柔，方向应与牙缝方向一致，这样既可以清洁牙缝中的食物残渣，又可以按摩牙龈、改善牙周组织的血液循环。

　　上火的时候容易诱发牙痛，故应该采用清淡饮食，保持心情的平静，避免上火。

　　流感、三叉神经痛、颌骨囊肿、肿瘤、高血压、心脏病、前臼齿出现裂痕、鼻窦炎，有时也会引起牙痛，止痛不等于治疗，许多牙痛背后隐藏着其他疾病，当用上述方法不能止痛时，切不可盲目滥用止痛药，应及时到医院查明病因并对因治疗。

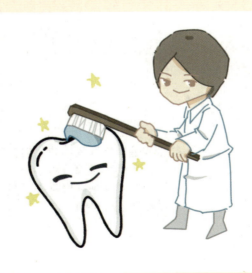

第二十六章
胃 穿 孔

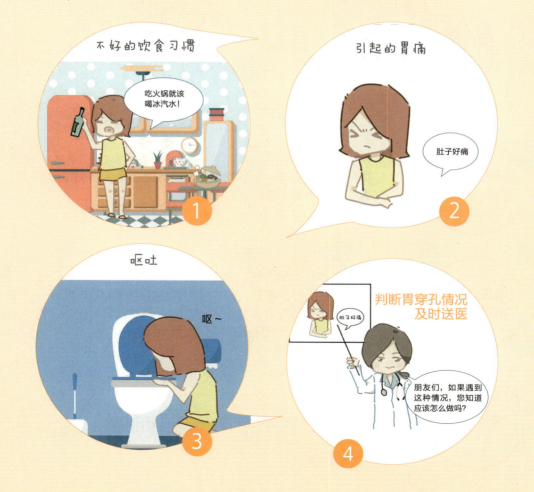

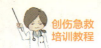
　　胃穿孔是溃疡病患者最严重的并发症之一。胃穿孔最常见的原因是在胃溃疡的基础上暴饮暴食所致，暴饮暴食能引起胃酸和胃蛋白酶增加、胃容积增大，很容易诱发胃穿孔。患者突然发生剧烈腹痛，疼痛最初开始于上腹部或穿孔的部位，常呈刀割或烧灼样痛，一般为持续性，疼痛很快扩散至全腹部。表现为：腹痛、休克症状、恶心、呕吐、腹胀、便秘、发热、脉快等。

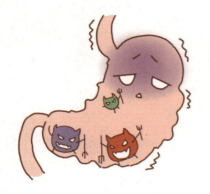
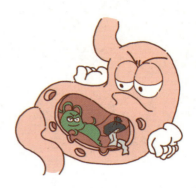

观察及判断胃穿孔情况 ＞ 询问胃穿孔患者，了解发作时间、疼痛部位、疼痛程度、有无既往病史和当前情况等。

帮助患者减轻痛苦 ＞ 安抚患者及家属情绪，嘱咐患者不要捂着肚子乱打滚，或因疼痛难忍东倒西歪，应立即上床或平躺在地朝左侧卧。原因是穿孔部位大多位于胃部右侧，朝左卧能有效防止胃酸和食物进一步流向腹腔以致病情加剧。

转送医院 ＞ 在专业救护人员的陪护下，及时送往医院就医。

注意

多补充维生素C，维生素C对胃黏膜有一定的保护作用，胃液中保持正常的维生素C含量，能有效发挥胃的功能，保护胃部，增强胃的抗病能力。因此，要多吃富含维生素C的蔬菜和水果。

药物：阿司匹林、消炎痛等非甾体类抗炎药、激素药物等对胃肠有较大刺激和腐蚀作用，胃溃疡患者应该慎用。若必须应用时，应加用保护胃黏膜药物及抑酸药物。

合理饮食，少吃油炸、腌制、生硬、生冷等刺激性食物，特别是坚硬食物的棱角可损伤已经溃疡的胃肠壁，直接导致胃穿孔。另外还要避免过量进食，在进食时应该注意细嚼慢咽，减轻胃部压力，加快消化。避免长时间饥饿后大量进食，否则极易出现胃穿孔。

规律饮食，研究表明，有规律的进餐，定时定量，可形成条件反射，有助于消化腺的分泌，更利于消化。

定时定量，要做到每餐食量适度，每日三餐定时，到了规定时间，不管饱饿都应主动进食，避免过饥或过饱。

温度适宜，饮食的温度以"不烫不凉"为宜。

细嚼慢咽，以减轻胃肠负担，对食物咀嚼的次数越多，随之分泌的唾液也会越多，对胃黏膜有保护作用。

饮水择时，最佳的饮水时间是晨起空腹时及每次进餐前1小时，餐后立即饮水会稀释胃液，用汤泡饭也会影响食物消化。

避免刺激，不吸烟，因为吸烟会使胃部血管收缩，影响胃壁细胞的血液供应，使胃黏膜抵抗力降低而诱发胃病。应少饮酒，少吃辣椒、胡椒等辛辣食物。

过度劳累和寒冷刺激可以加重胃壁血管痉挛，成为溃疡病穿孔的诱因，应该注意防范。

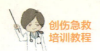
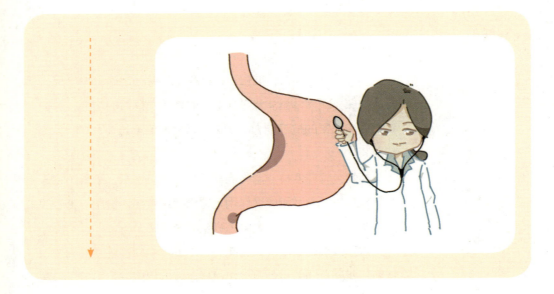

第二十七章

上消化道出血

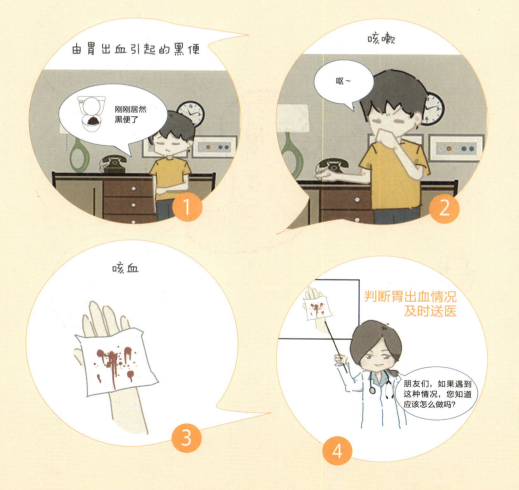

117

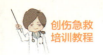

上消化道出血是指屈氏韧带以上的消化道，包括食管、胃、十二指肠或胰胆等病变引起的出血，胃空肠吻合术后的空肠病变出血亦属这一范围。大量出血是指在数小时内失血量超出1000ml或循环血容量的20%，其临床主要表现为呕血和（或）黑粪，往往伴有血容量减少引起的急性周围循环衰竭，是常见的急症，病死率高达8%～13.7%。上消化道大量出血的病因很多，常见者有消化性溃疡、急性胃黏膜损害、食管胃底静脉曲张和胃癌。

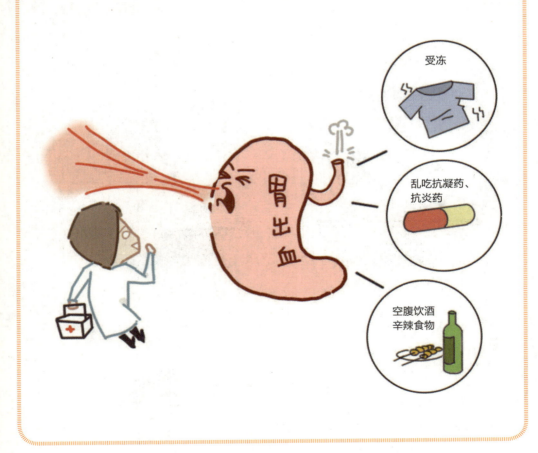

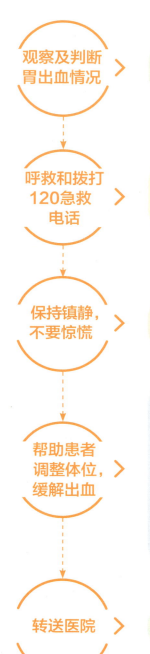

观察及判断胃出血情况

询问胃出血患者及周边人员，了解发作时间、有无呕血黑便、出血量、有无既往病史和当前情况等。

呼救和拨打120急救电话

第一时间呼救并拨打120急救电话，说清楚地址及患者病情和出血情况以便医护人员能够携带正确的急救设施尽快赶到现场。

保持镇静，不要惊慌

患者突发胃出血，帮助家属缓解紧张情绪，切勿惊慌失措，不要悲哭或者呼唤患者，维持现场秩序。

帮助患者调整体位，缓解出血

静卧，给患者保暖，保持侧卧、头低脚高位，在脚部垫枕头，与床面成30°角，以利于下肢血液回流至心脏，保证大脑供血。呕血时，让患者的头偏向一侧，以免血液吸入气管引起窒息。患者的呕吐物或粪便要暂时保留，粗略估计其总量，并留部分标本待就医时化验。少搬动患者，更不能让患者走动，并严密观察患者的意识、呼吸、脉搏。呕出的血可能是鲜红的，也可能是咖啡色的；便血可能是鲜红色的或暗红的，也可能呈柏油样黑色。呕血时，最好让患者漱口，用冷水袋敷心窝处，这时不能饮水，可含化冰块。

转送医院

在专业救护人员的陪护下，及时送往医院就医。

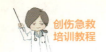
注意

　　消化性溃疡引起的出血患者在出血停止6小时后进食温凉、清淡、无刺激的流质饮食，逐渐改为半流质饮食、软食；给予患者营养丰富易消化的食物，少食多餐，不吃生拌菜、粗纤维多的蔬菜、刺激性食品、硬食、饮料等。

　　日常生活中要注意饮食卫生、合理安排休息时间；保持良好的心境和乐观主义精神，正确对待疾病；适当参与体育锻炼、增强体质；禁烟、浓茶、咖啡等对胃有刺激的食物；对一些可诱发或加重溃疡病症状，甚至引起并发症的药物应忌用，如水杨酸类、利血平、保泰松等。

第二十八章

指甲受挫

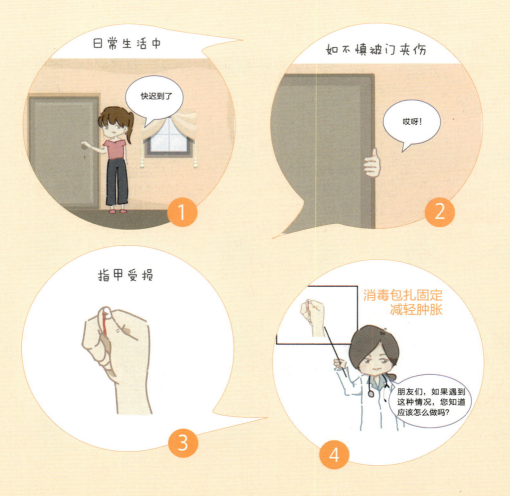

在日常生活中，常有指甲被挤掉的意外事故发生，但更多的时候，常常因意外而发生指甲缝破裂出血的现象。

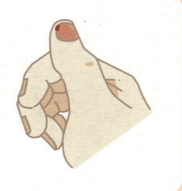

观察及判断指甲受挫情况

询问指甲受挫患者，了解挫伤时间、疼痛部位、疼痛程度和当前情况等。

消毒包扎固定，减轻肿胀

指甲被挤掉时，最重要的是防止细菌感染。应急处理时，先把挤掉指甲的手指用纱布、绷带包扎固定，再用冷袋冷敷，然后把伤肢抬高；如果因外伤引起甲床下出血，血液未流出，使甲床根部隆起，疼痛难忍不能入睡时，可在近指甲根部用烧红的缝衣针扎一小孔，将积血排出，消毒后加压包扎指甲。

转送医院

及时到附近医院就医。

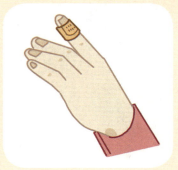
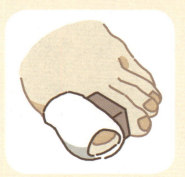

注意

手指甲被挤掉后，如果是夜间，不能去医院时，应对局部进行消毒，如家里有抗生素软膏，应涂上一层。第二天一定要去医院诊治。

平时不要把指甲剪得太"秃"，否则会造成指甲缝破裂出血。

有指甲破裂出血史的患者，还应在日常的膳食中注意多吃些含维生素A比较多的食物，如白菜、萝卜、韭菜和猪肝等，以增加皮肤的弹性。

第二十九章

木刺扎伤

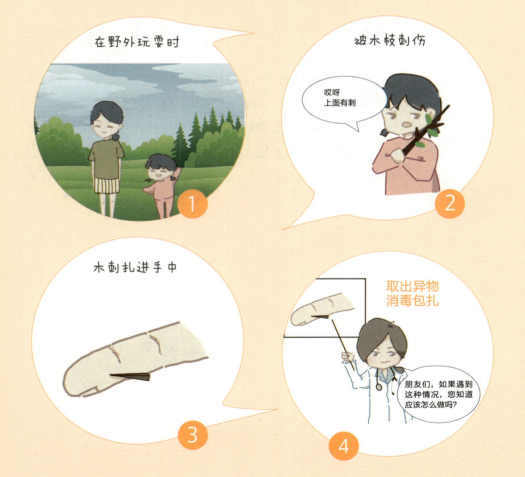

在野外玩耍时

被木枝刺伤

哎呀上面有刺

1

2

木刺扎进手中

取出异物消毒包扎

朋友们，如果遇到这种情况，您知道应该怎么做吗？

3

4

生活中，手指常被木刺、竹篾或针刺扎伤，使人疼痛难忍。其实，被刺伤的伤口疼痛或出血可能是次要的，应特别注意有无木刺残留在伤口里，一旦木刺残留，就有可能使伤口化脓，使破伤风细菌易于侵入繁殖和感染，故必须取出异物。

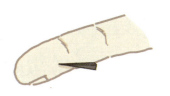

观察及判断木刺刺入情况

询问木刺刺入患者，了解刺入时间、刺入物体、刺入长度、疼痛部位、疼痛程度和当前情况等。

取出刺入异物，消毒包扎

尽快将木刺取出。用手指紧紧的抓住木刺，慢慢的取出，即使痛也要取；如果木刺外露部分很短，镊子无法夹住时，可用消毒过的针挑开伤口的外皮，适当扩大伤口。使木刺尽量外露，然后用镊子夹住木刺轻轻向外拔出，将伤口再消毒一遍后用干净纱布包扎；挤出伤口处的淤血，伤口处的淤血有可能有污染，为了防止伤口感染，必须要将淤血挤出。用流动的清水对伤口及伤口周边进行认真的冲洗，冲掉残留的淤血。擦干后再用碘酒消毒伤口周围1次，再用酒精涂擦2次，用消毒纱布包扎好。

转送医院

如果木刺难以取出，可以到就近医院就医，刺入过深的木刺即使取出了，也应到医院注射破伤风抗毒素（TAT）。

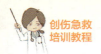

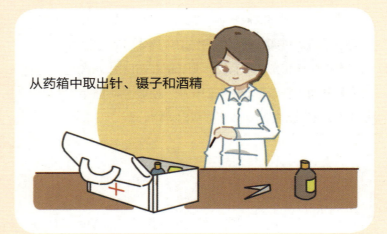

从药箱中取出针、镊子和酒精

注意

  破伤风是唯一可以用疫苗预防的非传染性疾病，人体对于破伤风没有自然获得性免疫力，只能通过主动或者被动免疫来获得，同时，破伤风痊愈后也不能获得免疫力；极少量的破伤风毒素就可以致病，但是不足以刺激抗体产生。

  母亲的破伤风抗体可以通过胎盘传给婴儿，从而保护胎儿。因此，按照免疫程序对母亲开展充分的免疫接种可以保护新生儿。

126

第三十章

异物入眼

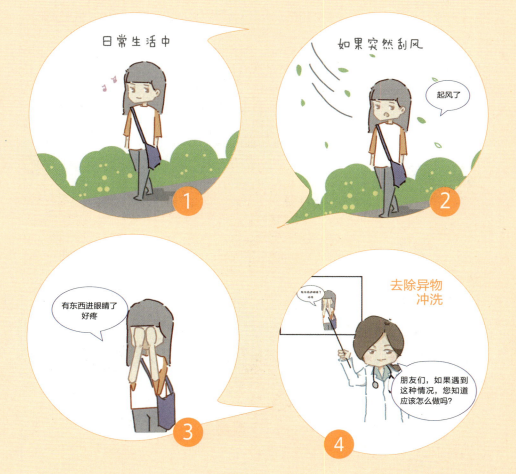

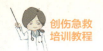

异物入眼，日常生活中很多人都有过这样的经历，人类眼角膜十分敏感，只要有异物进入就会出现流泪、疼痛、无法睁眼的症状；任何细小的物体或液体，哪怕是一粒沙子或是肥皂沫进入眼中，都会引起眼部疼痛，甚至损伤角膜。出现异物入眼，不要惊慌，而应区别情况，慎重处理。

观察及判断异物入眼情况 > 询问患者，了解入眼时间、入眼物体、疼痛程度和当前情况等。

帮助去除异物，冲洗 > 户外活动或室内活动会碰到沙子，酸碱腐蚀性物质如生石灰（水）、硫酸等异物入眼的情况。异物入眼后应当用手轻轻提起眼睑，使泪腺分泌出泪水。从而把异物冲刷出来，同时也可以咳嗽几声，以便将灰尘和沙粒挤出来；取一盆清水，吸一口气后，将脸浸入水中反复眨眼；也可采取侧卧，用水壶装温水冲洗15分钟以上。可以用棉签或干净的手帕蘸水后帮助患者将异物擦掉；异物取出后，可适当滴入眼药水以预防感染。

转送医院 > 如果采用上述方法无效或更加严重时，应立即到医院眼科寻求治疗；如果是刀刺伤等严重的异物伤害眼睛，切忌不能擅自拔出异物，否则会直接损伤可能还有功能的眼睛，或引起大出血。这种情况下需要立即送医院由眼科医生处理。

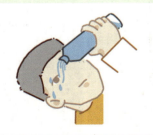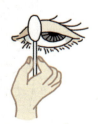

注意

　　绝不能揉眼睛，也不能闭眼转动眼球，无论多么细小的异物都会划伤眼角膜并导致感染。如果异物进入眼部较深的位置，那么务必立即就医，请医生来处理。

　　如眼内进入的是铁屑类或玻璃、瓷器类的危险颗粒，切忌搓揉或来回擦拭眼睛，尤其是黑眼球上有嵌入物时，应让患者闭上眼睛，用干净酒杯扣在有异物的眼睛上，再盖上纱布，用绷带或家中常备的干净毛巾、衣物等固定后到就近医院就医，过程中嘱咐患者尽量不要转动眼球。

　　如眼内进入的是生石灰，不能用手揉或用水直接冲洗，因为生石灰遇水会产生碱性熟石灰，同时产生大量热量，反而会烧伤眼睛。应该用棉签或干净的毛巾一角将生石灰粉拨出，然后用清水反复冲洗伤眼至少15分钟，冲洗后立即去医院检查和治疗。

　　如果眼内进入的是化学物品，现场对眼睛及时、正规的冲洗是避免失明的首要保证，要立即就近寻找清水冲洗伤眼，冲洗时将伤眼一侧朝向下方，用食指和拇指扒开眼皮，尽可能使眼内的腐蚀性化学物品全部冲出，再接一盆清水，帮助患者将眼睛浸入水中不停眨眼。

　　粘在角膜（黑眼珠）上的异物最好让医生处理；出现眼内异物，一定要及时将隐形眼镜摘掉。

第三十一章
错服药物

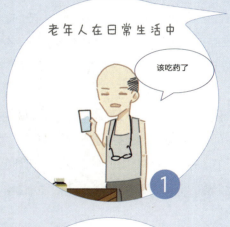

老年人在日常生活中

该吃药了

1

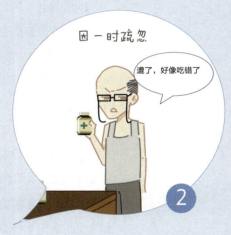

因一时疏忽

遭了，好像吃错了

2

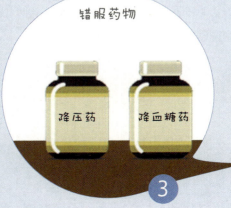

错服药物

降压药

降血糖药

3

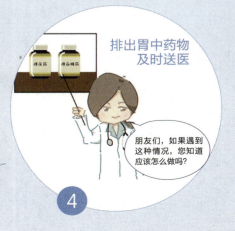

排出胃中药物
及时送医

朋友们，如果遇到
这种情况，您知道
应该怎么做吗？

4

错服药物常见于老人、2至6岁的儿童，以及自杀者。错服不同种类的药物，需要用不同的方法急救。

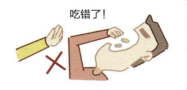

吃错了！

观察及判断错服药物情况 ＞

询问患者了解错服药物名称、剂量、时间和当前情况等，注意如果错服药物的是儿童或自杀者，要安慰其情绪，不要打骂和责怪孩子，免得因为害怕不说出真相。

帮助快速排出胃中药物 ＞

迅速排出胃中药物是急救的关键。可用手指、筷子或鹅毛刺激咽喉催吐，尽快排出毒物；如采取快速饮用冷盐水、姜汁等催吐，能使毒物更彻底呕出，效果会更好；如果误服了甲酚皂（来苏儿）等腐蚀性很强的药物，则不宜采取催吐的方法，而应让患者先喝大量鸡蛋清、牛奶等，这些食物可附着在食管和胃黏膜上，从而起到保护的作用，以免食管和胃再次受到损伤；如服用大量安眠药或其他毒性大的药物，要在最短的时间内催吐。方法是用筷子或汤匙压患者舌根部引吐，吐后灌一大杯温凉的水再次引吐，直到胃内容物全部吐出；如果误服了碘酒，应马上给患者喝面糊、米汤等淀粉类的流质，然后催吐。因淀粉与碘作用后，能生成碘化淀粉而失去毒性，反复多次，直到吐出物不显蓝色为止，这表明胃中的碘已基本吐尽。

转送医院 ＞

带上患者错服的药物或药瓶，陪同患者到医院治疗。

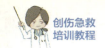

注意

经过在家中进行的初步急救处理后，应立即送患者到医院救治，并带上患者吃错的药或药瓶，供医生抢救时参考。如果不知道患者服的是什么药，则应将患者的呕吐物、污染物、残留物带到医院，以备检查。

对服药后已失去知觉或伴有抽搐的儿童或老人，不宜采用催吐法，应及时送医院抢救。

第三十二章

突发性耳聋

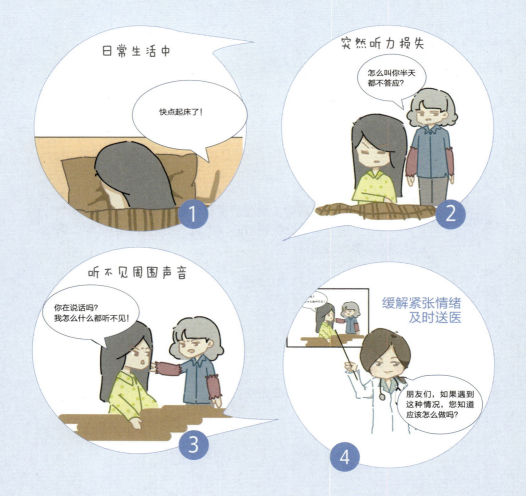

133

突发性耳聋或称"特发性突发性聋"，简称"突发性聋"或"突聋"，是指突然发生的、原因不明的感音神经性听力损失。主要临床表现为单侧听力下降，可伴有耳鸣、耳堵塞感、眩晕、恶心、呕吐等。

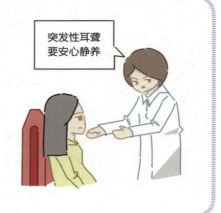

突发性耳聋
要安心静养

观察及判断突发性耳聋情况〉询问患者了解出现耳聋时间、现存听力和当前情况等。

缓解紧张情绪〉患者突发耳聋，要缓解患者及家属的紧张情绪，切勿惊慌失措，不要悲哭或者呼唤患者，使患者安静休息，情绪不要急躁。

转送医院〉陪同患者到医院治疗。

注意

养成良好的生活习惯，加强锻炼、增强体质，勿过度劳累，注意劳逸结合，保持身心愉悦。避免感冒，预防病毒性感冒。

保持均衡饮食，多吃新鲜蔬果。减少烟、酒、咖啡等带来的刺激。

远离噪音。噪音会损害耳朵功能，若长期处在噪音环境下，应做好耳朵的防护措施。

忌挖掏耳屎（耵聍）。少量耵聍有助耳朵健康，多余的耵聍会定期随运动排出体外，所以不必经常挖掏耳朵。

一侧耳聋后，应该特别保护健侧耳的听力：①避免接触噪声；②避免耳毒性药物，比如庆大霉素、链霉素和吲哚美辛（消炎痛）；③避免耳外伤和耳部的感染。

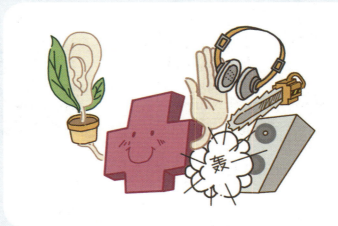

第三十三章

手指切断

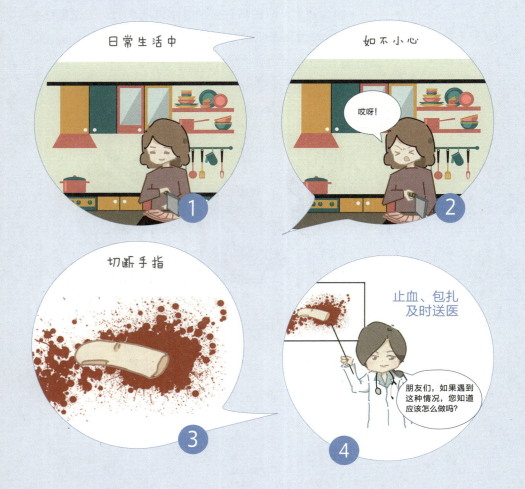

日常生活中切菜或做一些危险性的操作时，可能会因为不小心导致手指被切断，遇到这种情况，如果不知如何处理，就会延误救治时间，导致手指不能接上成活。如果突然发生手指切断的意外情况，采取急救措施是十分必要的，而手指能否接好一定程度上也在于手指保存是否得当。

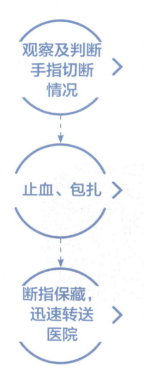

观察及判断手指切断情况

询问患者了解出现手指切断时间、有无应急处理和当前情况等。

止血、包扎

立即将伤指上举，然后用干净纱布直接加压包扎伤口止血，若有大血管出血，可以考虑使用止血带止血，但要记录好使用止血带的时间；如手指未完全断离，仍有一点皮肤或组织相连，其中可能有细小血管，足以供给营养，避免手指坏死，务必小心谨慎，帮助患者妥善包扎保护，防止血管受到扭曲或拉伸。

断指保藏，迅速转送医院

将断指用无菌布料包好，放入干净塑料袋中；以干燥冷藏方式保存断指，冰块可以取自冰箱；如家中未备冰块，可以用冰棍、雪糕代替；断指不可以直接与冰块或冰水接触，以防冻伤变性；陪同患者到附近医院就医。

注意

手指切断后，除非断指污染特别严重，一般不要自己冲洗和用任何液体浸泡断指，应该在采取相应急救措施后，立即去医院救治；酒精可使蛋白质变性，故绝对禁忌将断离肢（指）直接浸泡于酒精内。

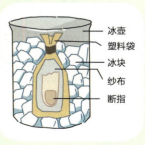

冰壶
塑料袋
冰块
纱布
断指

第三十四章

爆 炸 伤

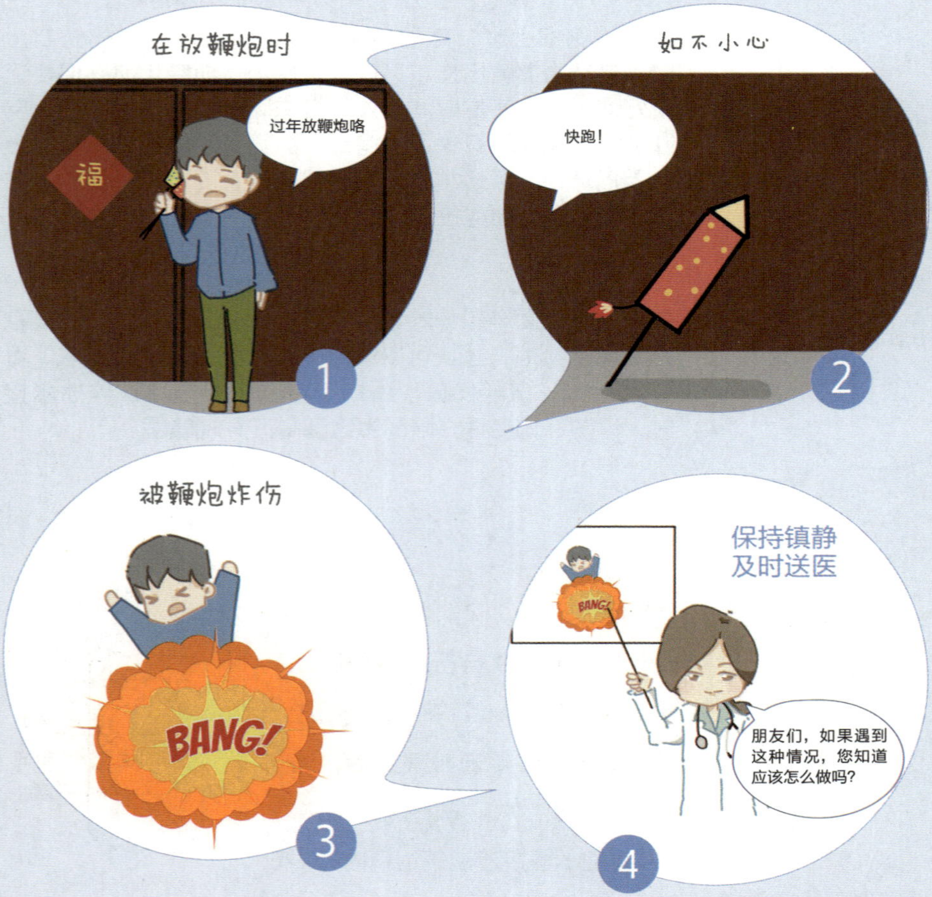

在放鞭炮时

过年放鞭炮咯

1

如不小心

快跑!

2

被鞭炮炸伤

BANG!

3

保持镇静
及时送医

BANG

朋友们,如果遇到
这种情况,您知道
应该怎么做吗?

4

爆炸伤是指由于各种爆炸性物体，如炮弹、水雷、手榴弹、烟花爆竹等爆炸后对人体所产生的损伤。爆炸伤的特点是程度重、范围广泛且有方向性，兼有高温、钝器或锐器损伤的特点。

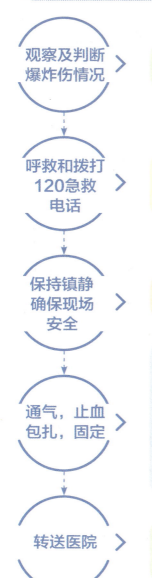

观察及判断爆炸伤情况

询问爆炸伤患者及周边人员，了解爆炸产生原因、爆炸时间和当前情况等。

呼救和拨打120急救电话

第一时间呼救并拨打120急救电话，说清楚地址及患者伤情和出血情况，以便医护人员能够携带正确的急救设施尽快赶到现场。

保持镇静确保现场安全

帮助患者及周边人群缓解紧张情绪，切勿惊慌失措，转移到安全场所。

通气，止血包扎，固定

爆炸导致的冲击波和高温烟雾甚至有毒气体，都会对肺造成严重损伤，如出现呼吸停止，立即行心肺复苏术；止血：如果有出血，迅速判断出血部位，进行止血；包扎：对于任何部位的伤口，去除污染物后，用无菌或洁净纱布覆盖。不可擅自涂抹药水或药膏；对于眼睛外伤，尤其不能搓揉眼睛，不能擅自点眼药水；固定：就地采用木板条、布带等物品，对可能有骨折的肢体进行固定，可以减少出血和疼痛，避免神经外伤。

转送医院

患者心跳呼吸恢复后，立即进行转运，到医院救治。搬运时维持患者轴向体位，不能弯折身体，运送过程避免颠簸，以免造成二次损伤。

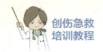

创伤急救
培训教程

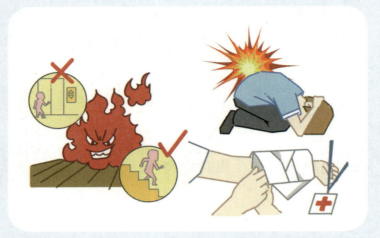

注意

　　应对爆炸伤要做到，快抢快救，抢中有救：对于爆炸伤的急救和其他救治不一样的是，要尽快把患者抢先脱离危险境地，同时还要进行救护，比如用湿毛巾覆盖患者鼻部避免爆炸现场的烟雾损伤；全面检查，科学分类：爆炸会导致全身多处损伤，在混乱之中要迅速判断损伤部位、孰轻孰重，优先处理心脑肺的损伤及血管损伤。